Umschreibung Berufe

Wie heißt der gesuchte Beruf?

3. überarbeitete und erweiterte Auflage

Casilda Berlin

ISBN-13: 978-1979643702

Imprint: Nesterenko Verlag

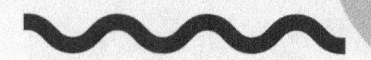

Weitere Bücher von Casilda Berlin

Kurzgeschichten mit Happy End - Seniorenbeschäftigung
ISBN-13: 979-8852067180

LANDSCHAFTEN – zum Ausmalen und Relaxen
ISBN-13: 978-1530922925

Umschreibung Tiere – Wie heißt das gesuchte Tier?
ISBN-13: 978-1978395756

Umschreibung Blumen und Garten
ISBN-13: 978-1977997524

Umschreibung Alte Schätzchen
ISBN-13: 978-1979365628 50

Bilder, die leicht gelingen – ein Ausmalbuch für Senioren
ISBN-13: 978-1530264391

Blumen, die leicht gelingen – Ausmalbuch für Senioren
ISBN-13: 978-1541086999

MANDALAS die leicht gelingen - Malbuch für Senioren
ISBN-13: 978-1546636649

Viele weitere Bücher von Casilda Berlin finden Sie hier:
www.casilda-berlin.de

Wie heißt der gesuchte Beruf?

Viele Senioren lösen gerne Rätsel, auch dann, wenn die grauen Zellen etwas nachgelassen haben. In der Seniorenbeschäftigung gehören Rätsel inzwischen zu den Klassikern.

Dieses Rätselbuch eignet sich für Einzel- und Gruppenmaßnahmen und wird mit einem Begleiter durchgeführt. So kann es auch für einen unterhaltsamen Nachmittag unter Freunden oder in der Familie, wo es um Seniorenbeschäftigung geht, zum Einsatz kommen.

Alle zu erratenden Berufe sind Senioren bekannt, da es diese auch früher schon gab. Auf moderne Bezeichnungen wie z. B. IT-Berater oder Call-Center-Agent wurde verzichtet. Es geht vielmehr um altbekannte Berufe wie beispielsweise Telefonistin, Schornsteinfeger, Schneider, Polizist und Nonne.

Teilnehmer, die den gesuchten Beruf erraten, erleben freudige Erfolgserlebnisse. Diese können verstärkt werden, indem für jede richtige Lösung eine Kleinigkeit wie z. B. ein Schokoriegel oder ein Bonbon überreicht wird.

Das Buch wurde im Praxisalltag in der Seniorenbetreuung entwickelt, um die geistigen Fähigkeiten und die Kommuni-kation anzuregen. Die grauen Zellen werden dadurch spielerisch trainiert und auf Vordermann gebracht.

Die Rätsel-Anforderungen passen für die Pflegegrade 1 bis 3, in Einzelfällen auch für Pflegegrad 4.

So gelingt die Rätselrunde

Alle Teilnehmer beteiligen sich daran, herauszufinden, welcher Beruf gemeint ist.

Eine Person (z. B. Familienangehöriger, Partner, Gruppenleiter oder Begleiter) erklärt die Vorgehensweise:

Mehrere kurze Sätze geben Hinweise auf den gesuchten Beruf.

Jeder Satz wird langsam und für alle Teilnehmer gut verständlich vorgelesen. Nach jedem Satz wird eine kleine Pause eingelegt und gefragt, ob es Vorschläge zu dem gesuchten Beruf gibt.

Der erste Satz wird dann wiederholt, anschließend der zweite ergänzt.

Dann werden beide Sätze wiederholt und der dritte Satz ergänzt. Der Begleiter fragt erneut nach Ideen.

Nach und nach wird Satz für Satz vorgelesen, bis der gesuchte Beruf gefunden ist.

Wenn die Teilnehmer keine Lösung finden, nennt der Begleiter am Ende den gesuchten Begriff.

Wird der Beruf vorzeitig gefunden, werden die noch übrigen Sätze vorgelesen.

Anschließend geht es weiter mit der nächsten Seite.

Ich wünsche Ihnen viel Freude mit diesem Rätselbuch.

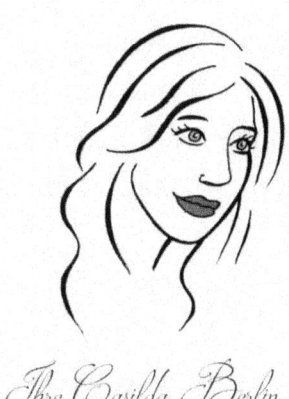

Ihre Casilda Berlin

1. Gesucht wird ein weit verbreiteter Beruf, den meistens Männer ausüben.

2. Die Arbeitszeit beginnt während andere noch tief und fest schlummern.

3. Traditionell wird weiße Arbeitskleidung getragen.

4. Der Arbeitsraum ist eine Stube, in der es verführerisch duftet.

5. Die Stube ist ausgestattet mit elektronischen Geräten, vorrangig Öfen und Misch- oder Knetmaschinen.

6. Die Nasenspitze kann weiß werden, wenn eine der wichtigen Zutaten dort landet.

7. Aus feinen Zutaten wie Mehl, Zucker, Eiern, Butter und Gewürzen bereitet man Teigmassen zu.

8. In dem Ladenlokal kann man Gebäck aller Art kaufen.

Antwort: Bäcker

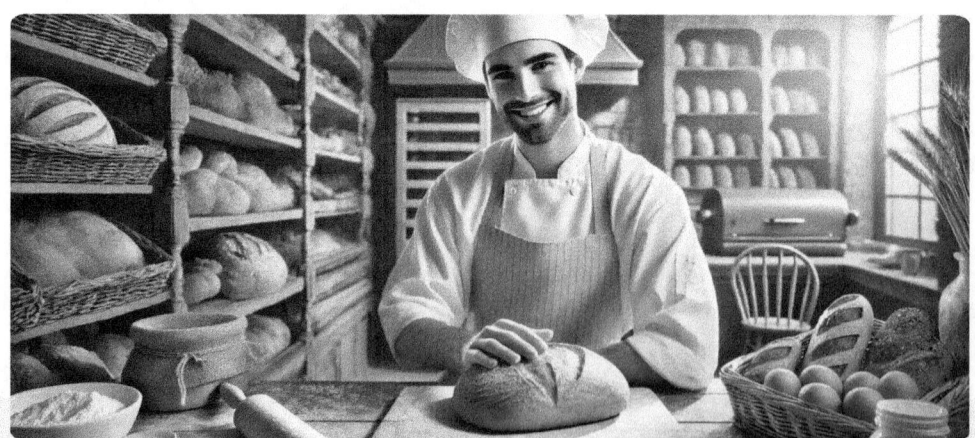

1. Gesucht wird ein Beruf, bei dem man sich auf fremden Straßen schnell zurechtfinden muss.

2. Je nach Situation wird die Tätigkeit in einem Ort oder im ganzen Land ausgeübt.

3. Man kommt täglich mit vielen Menschen zusammen und soll möglichst immer freundlich sein.

4. Während der Arbeit hat man die Straße immer im Blick.

5. Man transportiert Personen, mitunter auch Gepäckstücke und Fahrräder.

6. Zu den Fahrgästen zählen Schulkinder, Auszubildende, Berufstätige, Senioren und Besuchergruppen.

Antwort: Busfahrer

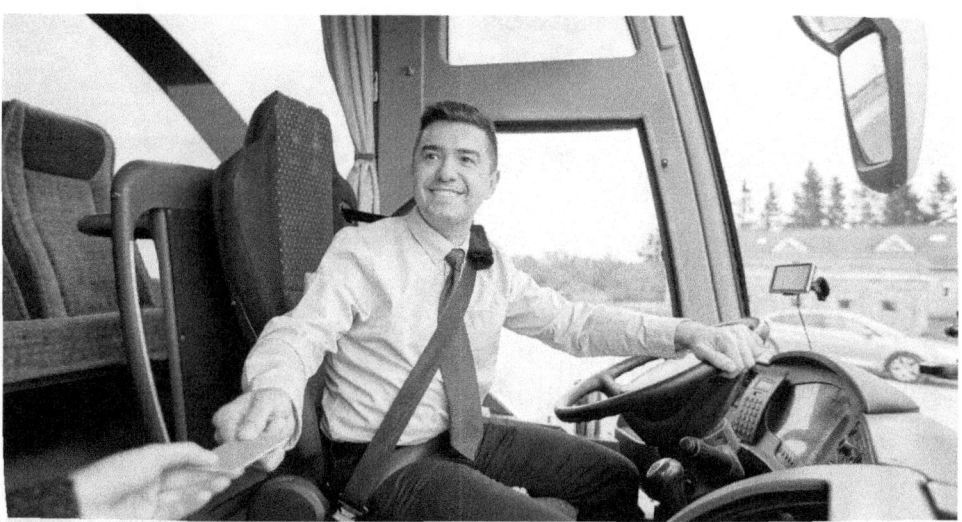

1. Hier duftet es immer herrlich, obwohl man sich nicht in einer Parfümerie befindet.

2. Man ist von vielen bunten Farben umgeben, eine davon ist Grün.

3. Kreatives Geschick und Fingerfertigkeit sind wichtige Voraussetzungen für diesen Beruf.

4. Neben der handwerklichen Tätigkeit gehört auch der Verkauf zum Aufgabengebiet.

5. Kunden kaufen hier etwas, was sie als liebevolle Aufmerksamkeit zu besonderen Anlässen verschenken.

6. Man ist umgeben von Pflanzen und Blumen, aus denen Kränze, bunte Sträuße und Gestecke erstellt werden.

7. Arbeitsorte können Gärtnereien oder Blumengeschäfte sein.

Antwort: Floristin

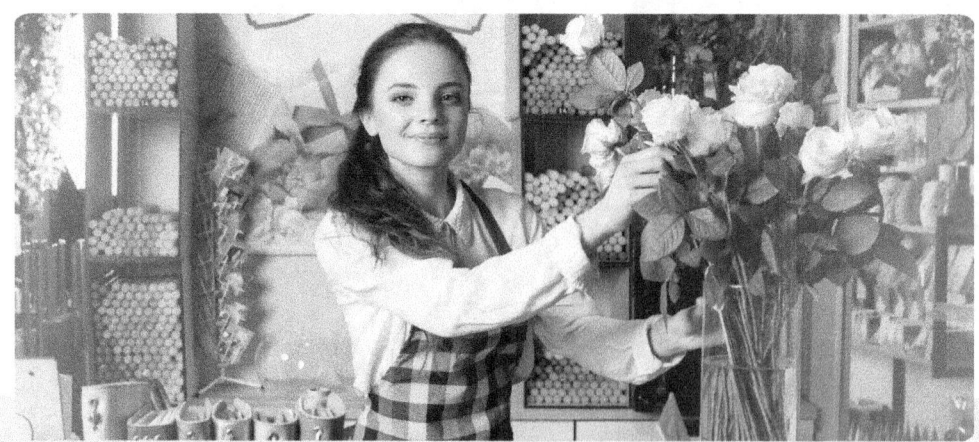

1. Gesucht wird ein typischer Frauenberuf.

2. Man hat es mit Kunden zu tun, die überwiegend älter sind.

3. Auf Wunsch werden die Kunden Zuhause, in Krankenhäusern oder Pflegeeinrichtungen aufgesucht.

4. In dem gesuchten Beruf geht es um die Versorgung ganz bestimmter Körperteile.

5. Scheren, Feilen und Hornhauthobel sind die wichtigsten Werkzeuge.

6. Die Kunden können die Pflege der Füße nicht mehr oder nur mit großer Anstrengung durchführen.

7. Die Kunden freuen sich anschließend über schöne und gepflegte Füße.

Antwort: Fußpflegerin

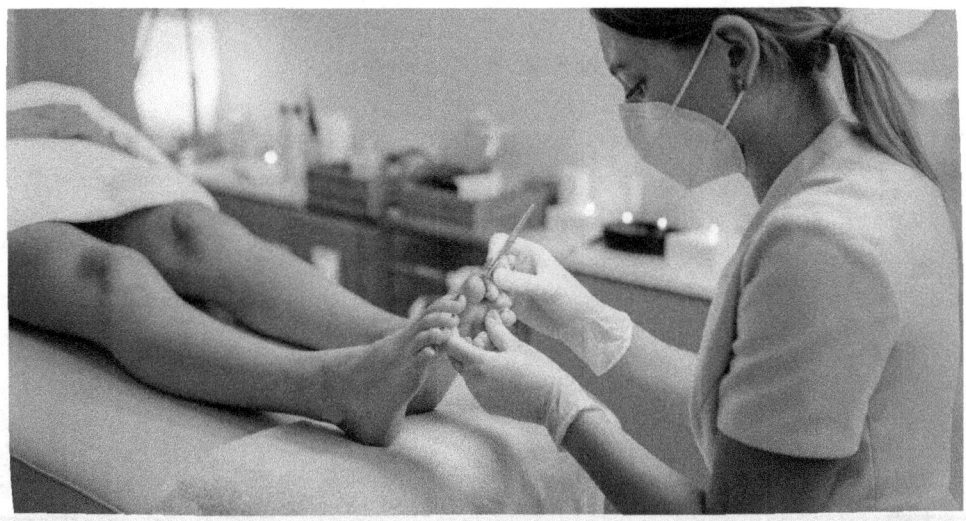

1. Wenn jemand bei Wind und Wetter draußen arbeiten möchte, ist dies der richtige Beruf.

2. Hochsaison ist von April bis Oktober.

3. Um die körperlich anstrengenden Arbeiten verrichten zu können, mss man ziemlich fit sein.

4. Wenn man mit diesem Beruf eine Farbe in Verbindung bringt, dann ist es Grün.

5. Man kann die Tätigkeit oft nicht überhören, weil die Arbeits geräte sehr laut sind.

6. In diesem Beruf hegt, pflegt, schneidet und züchtet man.

7. Bäume, Blumen, Beete, Kräuter, Gemüse, Hecken, Sträucher spielen die Hauptrollen.

8. Man beauftragt eine Person mit diesem Beruf, wenn man seinen eigenen Garten nicht selbst pflegen möchte.

Antwort: Gärtner

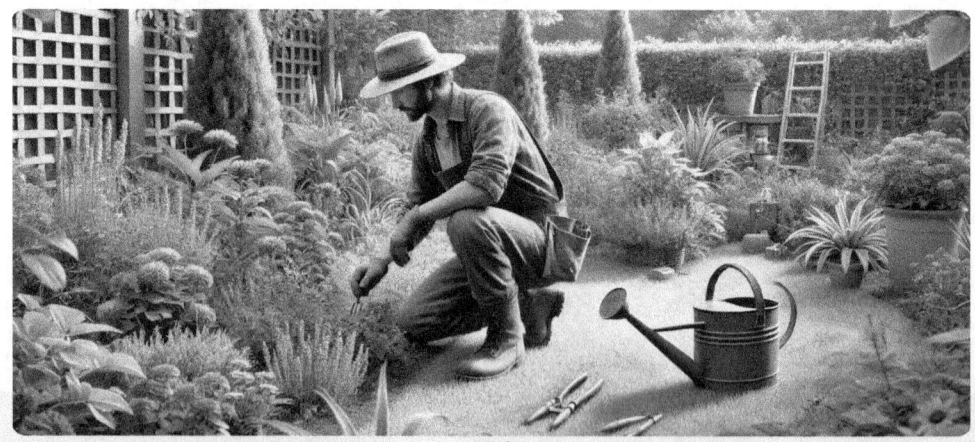

1. Gesucht wird ein weit verbreiteter typischer Frauenberuf.

2. Die Arbeit hat mit Menschen jeden Alters zu tun und ist an strenge Hygieneauflagen gebunden.

3. Die Arbeitskleidung ist meistens weiß.

4. Nicht jeder freut sich, wenn er mit diesen Damen zu tun hat.

5. In diesem Beruf sollte man fürsorglich, verständnisvoll, tolerant und freundlich sein.

6. Für die Ausübung des Berufes ist ein hohes Maß an Sensibilität für andere Menschen erforderlich.

7. Gäbe es diesen Beruf nicht, wären viele Ärzte allein auf weiter Flur.

8. Man ist für die Betreuung von kranken Patienten in einem Krankenhaus zuständig.

Antwort: Krankenschwester

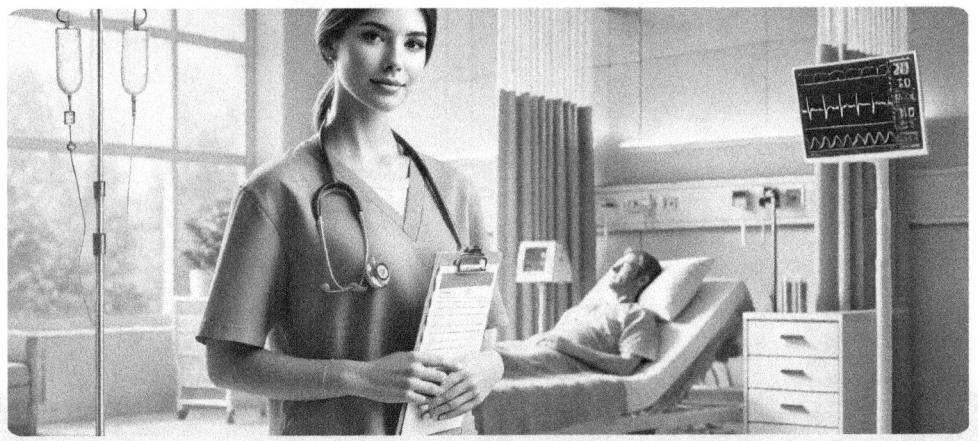

1. Gesucht wird ein Handwerksberuf.

2. Der Arbeitsplatz befindet sich in luftiger Höhe und im Freien.

3. Für die Berufsausübung ist Schwindelfreiheit wichtig.

4. Das Handwerk hat eine lange Tradition und wurde früher in Burschenschaften ausgeübt.

5. Früher begab sich dieser Handwerker häufig auf Wanderschaft und machte dort Station, wo er gebraucht wurde.

6. Personen mit diesem Beruf steigen einem im wahrsten Sinne des Wortes auf das Dach, sie sind aber keine Schornsteinfeger.

7. Wenn man einen Dachschaden hat, wendet man sich an diesen Handwerker.

Antwort: Dachdecker

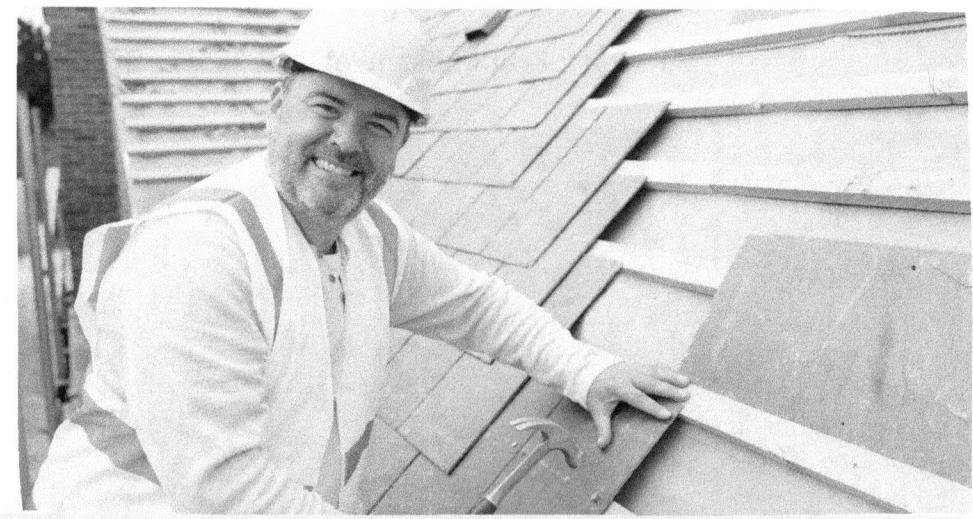

1. Gesucht wird ein Beruf, bei dem hohe Hygienestandards eingehalten werden müssen.

2. Die Arbeitskleidung einschließlich Kopfbedeckung ist weiß.

3. Wer diesen Beruf ausübt, hat einen guten Geschmack.

4. Der Beruf ist überall dort gefragt, wo die Verköstigung von vielen Personen erfolgt.

5. In dem gesuchten Beruf geht Liebe durch den Magen.

6. Die wichtigsten Arbeitsutensilien sind Lebensmittel aller Art.

7. Ein bekannter Spruch heißt: „Viele K…. verderben den Brei".

Antwort: Koch

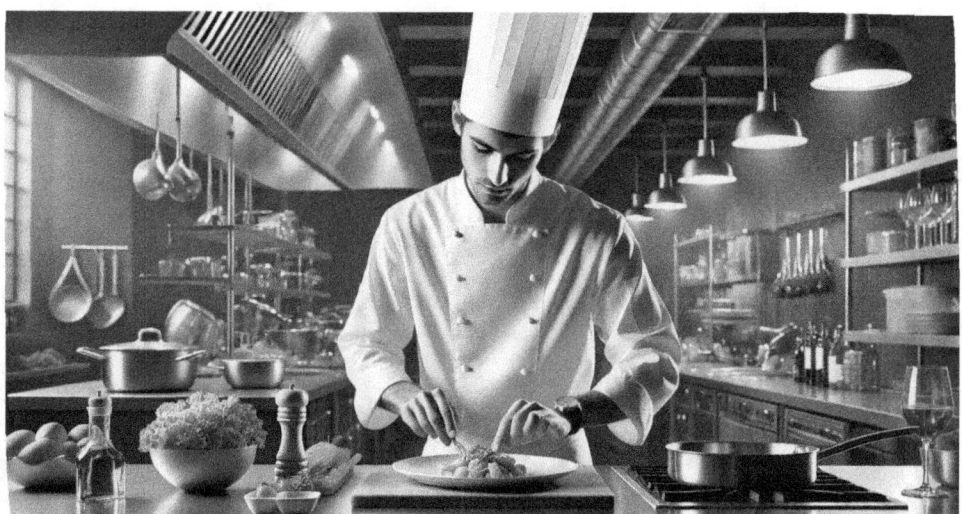

1. Gesucht wird ein beliebter Beruf, bei dem man täglich im Freien unterwegs ist.

2. Der Beruf lebt davon, dass andere miteinander schriftlich kommunizieren.

3. Man ist acht Stunden auf den Beinen, denn die Hauptarbeit erledigen die Füße.

4. Der Arbeitsort befindet sich in einem festgelegten Wohnviertel.

5. Hunde sind in diesem Beruf ein rotes Tuch.

6. Die meisten Menschen freuen sich, wenn man kommt.

7. In dem gelben Dienstwagen lagern nicht nur Briefe, sondern auch Päckchen und Pakete.

8. Die Hauptaufgabe besteht darin, von Haus zu Haus zu gehen und Briefe zu verteilen.

Antwort: Briefträger

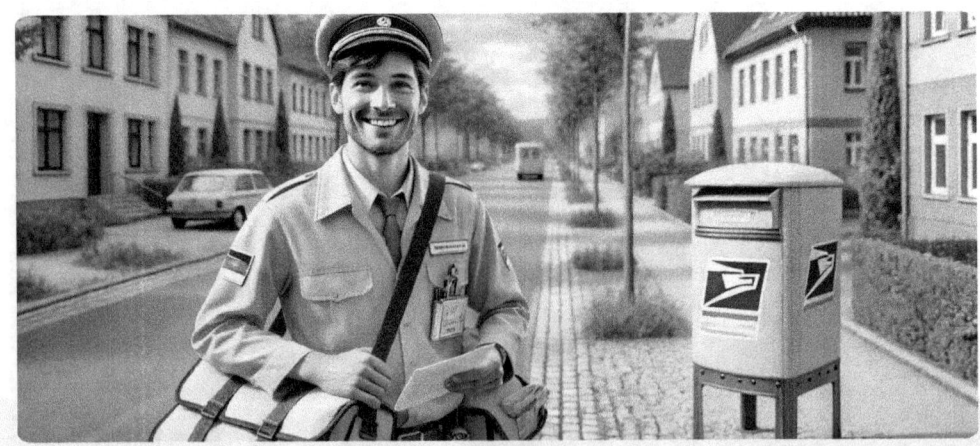

1. Den gesuchten Beruf können nur Frauen ausüben.

2. Der Arbeitsplatz befindet sich meistens in sehr alten Gebäuden.

3. Die Kleidung ist schwarz, grau oder dunkelblau.

4. Die Frauen sind sehr bescheiden und verzichten auf eigenen Besitz.

5. Die Chefin heißt Äbtissin.

6. Der Arbeitsplatz ist gleichzeitig die Wohnstätte, nämlich ein Kloster.

7. Eine andere Bezeichnung für den gesuchten Beruf ist Ordensschwester.

Antwort: Nonne

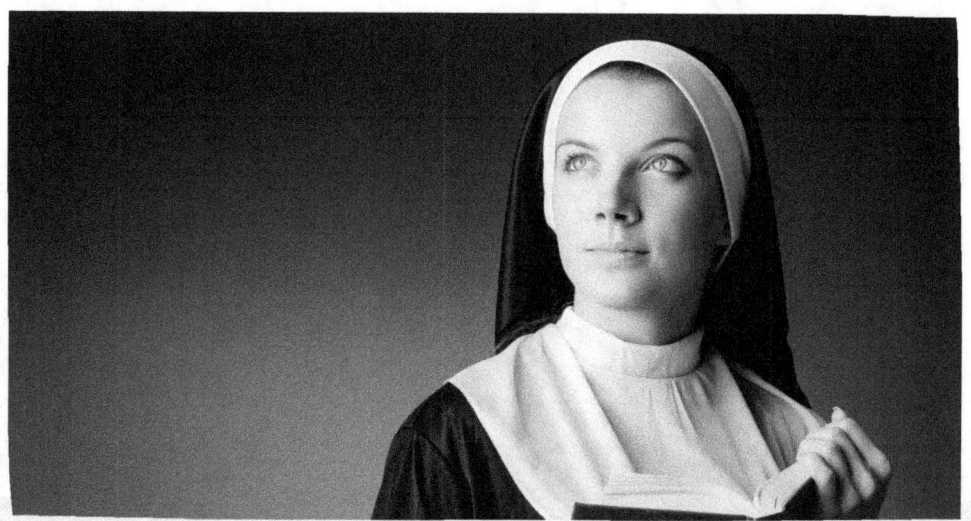

1. Gesucht wird ein Handwerksberuf, den meistens Männer ausüben.

2. Man ist drinnen und draußen beschäftigt.

3. Die Hände und Arme sind ständig im Einsatz.

4. Die Arbeitskleidung ist weiß, verwandelt sich aber schnell in ein buntes Gewand.

5. Um große Höhen zu erreichen, benötigt man ein Gerüst.

6. Böden und Möbel werden mit Schutzfolie abgedeckt.

7. Zahlreiche Oberflächen werden mit Farbe gestaltet.

8. Die bevorzugten Werkzeuge sind Malerrolle, Pinsel und Kleisterbürste.

Antwort: Anstreicher

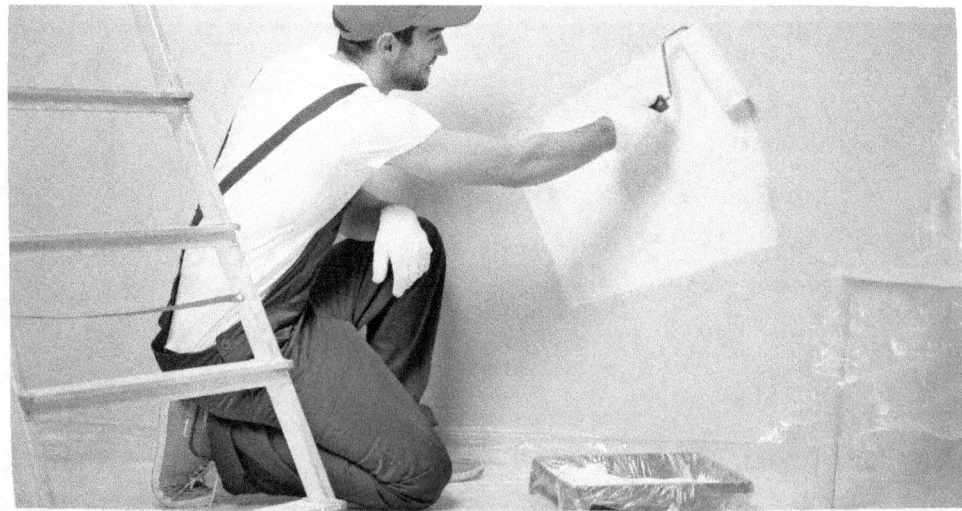

1. Gesucht wird ein Beruf in kühlem Nass.

2. Man arbeitet im Freien oder auch in einer Halle.

3. In diesem Beruf braucht man ein sehr gutes Beobachtungsvermögen.

4. Besonders gefragt ist der Einsatz bei Problemen im Wasser, um dann blitzschnell zur Hilfe zu eilen.

5. Manchmal ist man Retter in großer Not.

6. Um den Beruf ausüben zu können, muss man ausgezeichnet schwimmen können.

7. Der Arbeitsplatz befindet sich in Hallen- und Freibädern.

Antwort: Bademeister

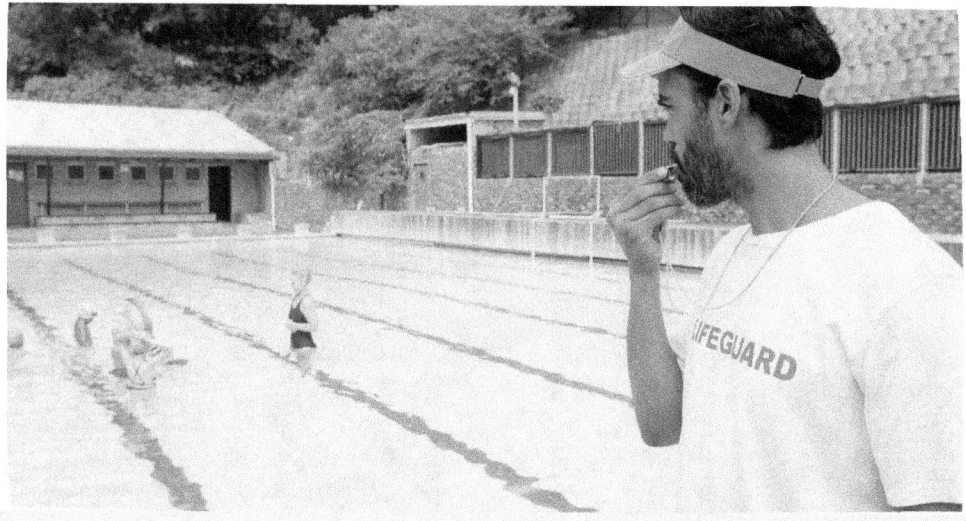

1. Gesucht wird ein Beruf mit Spürnase.

2. Wartezeiten sind keine Seltenheit, sodass man viel Geduld braucht.

3. Man arbeitet meist im Verborgenen, geheim und diskret.

4. Man beobachtet aus der Ferne und macht Fotos oder Videos.

5. Mit dieser Arbeit kann man die Polizei unterstützen.

6. Oftmals lassen sich erst durch diese Tätigkeit Langfinger und andere Banausen überführen.

7. Der berühmteste Vertreter seiner Zunft ist Sherlock Holmes.

Antwort: Detektiv

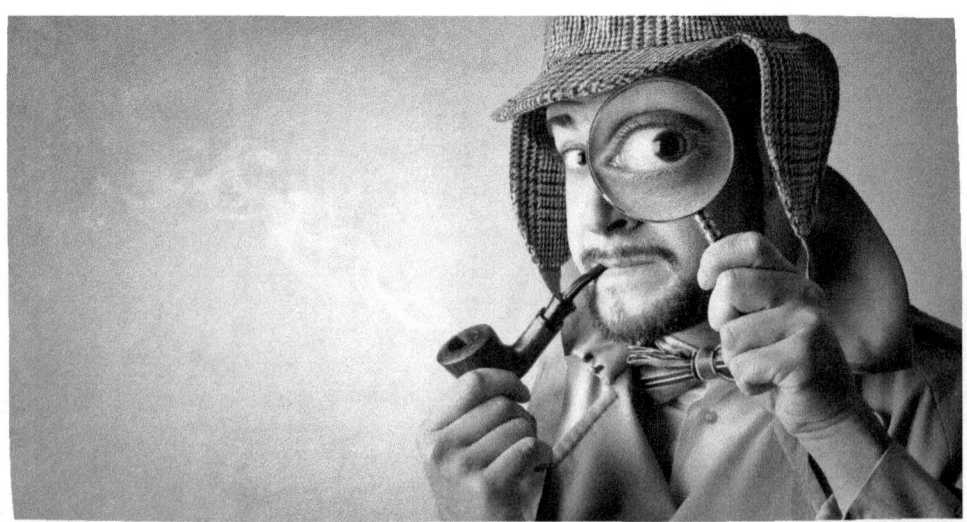

1. Gesucht wird ein handwerklicher Beruf, der fast nur von Männern ausgeübt wird.

2. Man arbeitet drinnen und draußen.

3. Einen Großteil des Arbeitstages verbringt man auf den Knien.

4. Man verkleidet Wände und Böden, Mauern und Treppen.

5. Was man macht, soll das Auge des Betrachters lange erfreuen, denn es ist für den Auftraggeber immer eine teure Angelegenheit.

6. Wenn ein Badezimmer gebaut wird, geht ohne diesen Handwerker nicht viel.

7. Man kennt sich in diesem Beruf mit Mustern und Fugen aus.

8. Man verlegt Fliesen auf Böden und an Wänden.

Antwort: Fliesenleger

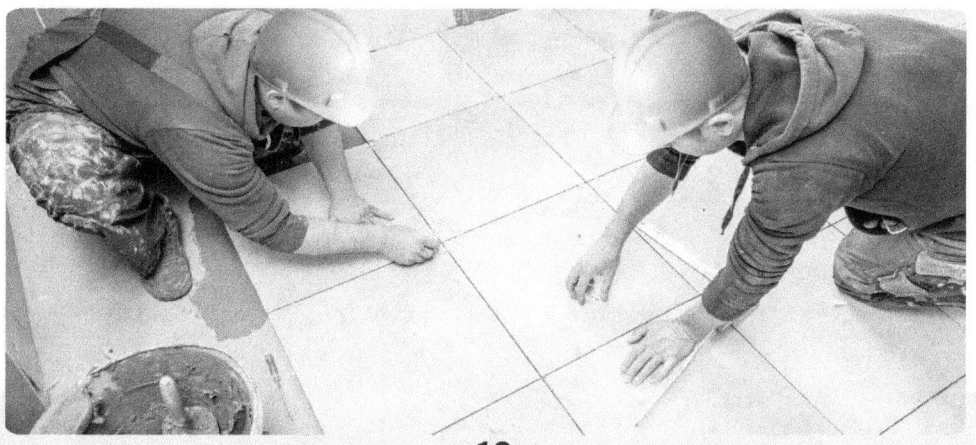

1. Gesucht wird ein Beruf, der in vielen Märchen eine wichtige Rolle spielt (z. B. Schneewittchen).

2. Schon unsere Vorfahren sicherten mit dieser Tätigkeit ihr Überleben.

3. Das Arbeitsgebiet sind Waldgebiete und Felder.

4. Die Gebiete, in denen man tätig ist, werden auch als Reviere bezeichnet.

5. Oftmals wird man von einem Hund begleitet.

6. Um den Beruf ausüben zu können, benötigt man eine spezielle Ausstattung, z. B. ein Gewehr oder Fallen.

7. Zu den Aufgaben gehören das Beobachten, Aufsuchen, Nachstellen und Erlegen von Wildtieren.

8. Ein bekanntes Lied heißt: „Ein J… aus Kurpfalz".

Antwort: Jäger

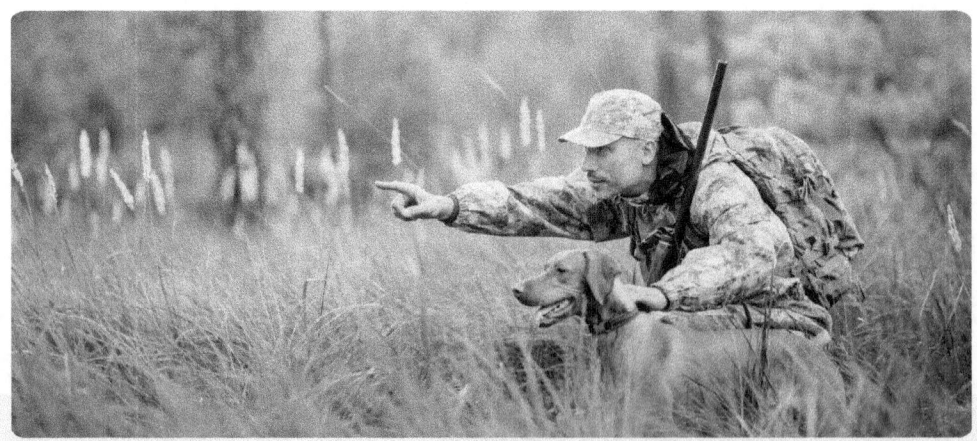

1. Den gesuchten Beruf üben meistens Frauen aus.

2. Man braucht hier jede Menge Sitzfleisch.

3. Es ist ständig was los am laufenden Band.

4. Man lässt sich in diesem Beruf nicht durch Hektik und große Menschenschlangen aus der Ruhe bringen.

5. Das Geld, welches man täglich einnimmt, darf man leider nicht behalten.

6. In einer Schublade ist man ständig auf der Suche nach Wechselgeld.

7. Mit dem gesuchten Beruf ist die Person gemeint, bei der man seine Ware bezahlt, bevor man einen Supermarkt verlässt.

Antwort: Kassiererin

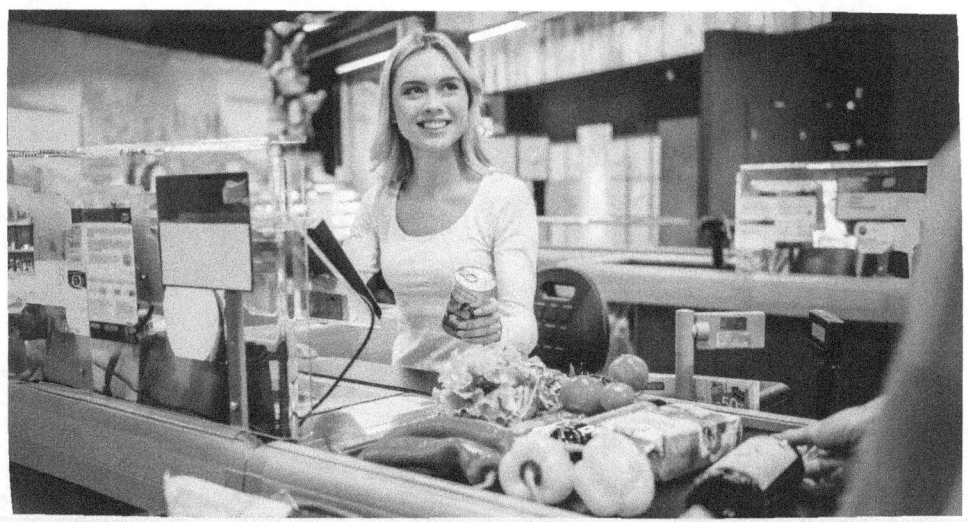

1. Gesucht wird ein Beruf, den es vor 100 Jahren noch nicht gab.

2. In diesem Beruf kann man neue oder gebrauchte Produkte verkaufen.

3. Ausgeprägtes Verkaufstalent ist die wichtigste Voraussetzung, um in diesem Beruf erfolgreich zu sein.

4. Das, was verkauft wird, hat viele Pferdestärken unter der Haube.

5. Die Kunden kaufen es, um bequem von A nach B zu kommen.

6. Der Arbeitsplatz ist in einem Autohaus.

Antwort: Autoverkäufer

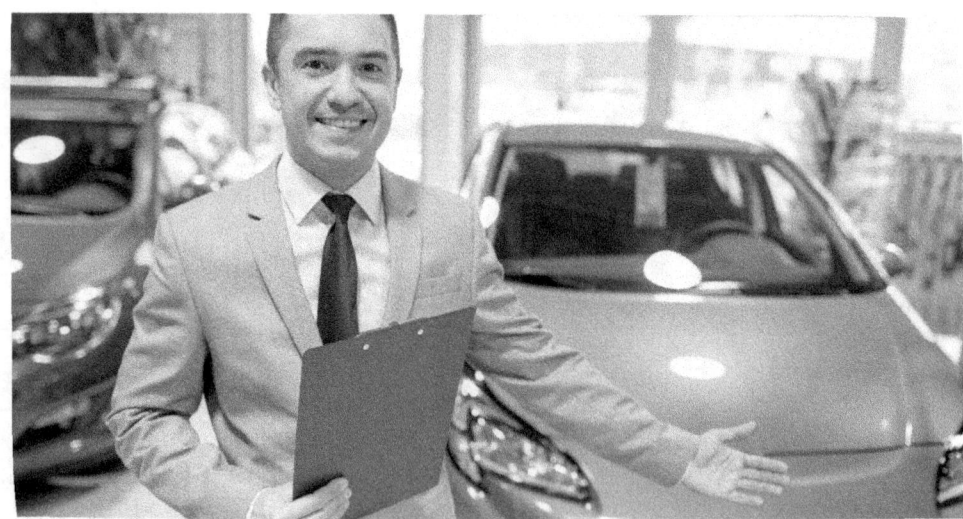

1. An Personen mit diesem Beruf wendet man sich, wenn man eine bestimmte Art von Schwein schlachten möchte.

2. Wer diesen Beruf ausübt, sollte gerne mit Zahlen umgehen.

3. Es wird großen Wert auf adrette gehobene Kleidung gelegt.

4. In diesem Beruf geht es um viel Geld.

5. Will man ein Haus kaufen, geht an ihm meistens kein Weg vorbei.

6. Der größte Feind in diesem Beruf ist der Bankräuber.

7. Wer früher diesen Beruf ausübte, hatte damit im wahrsten Sinne des Worts eine sichere Bank.

Antwort: Bankkaufmann

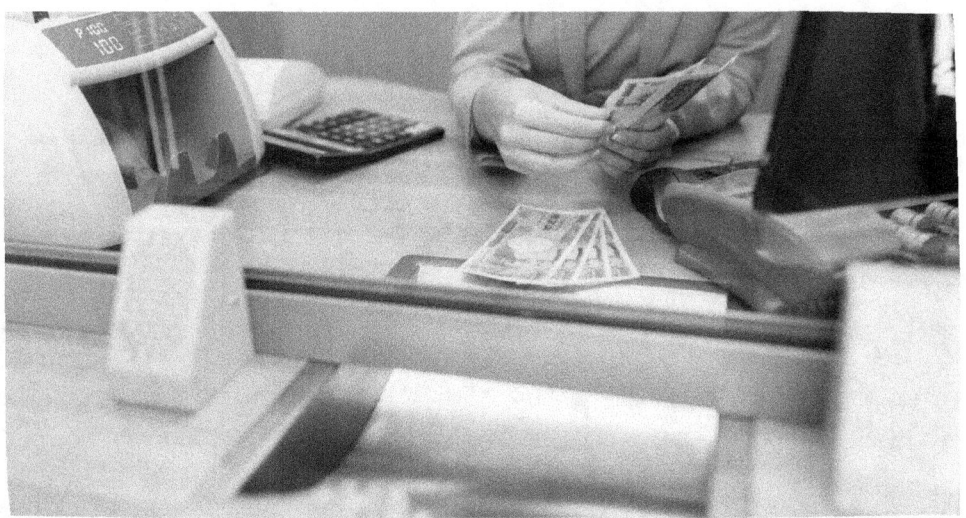

1. Das Arbeitsumfeld ist in der Regel ein Ladengeschäft, in dem man viele Kunden empfängt.

2. Mitunter macht man auch Hausbesuche.

3. Man beschäftigt sich den ganzen Tag mit dem menschlichen Kopf.

4. Man arbeitet kreativ und mit verschiedenen technischen und kosmetischen Hilfsmitteln.

5. Das wichtigste Werkzeug ist die Schere.

6. Nach einem Besuch des Ladens sehen die Kunden meistens anders aus als vorher.

7. In diesem Beruf dreht sich alles um schöne und gepflegte Haare.

8. Waschen, Schneiden, Trocknen, Föhnen, Färben, Strähnchen, Dauerwelle – alles ist hier möglich.

Antwort: Friseur

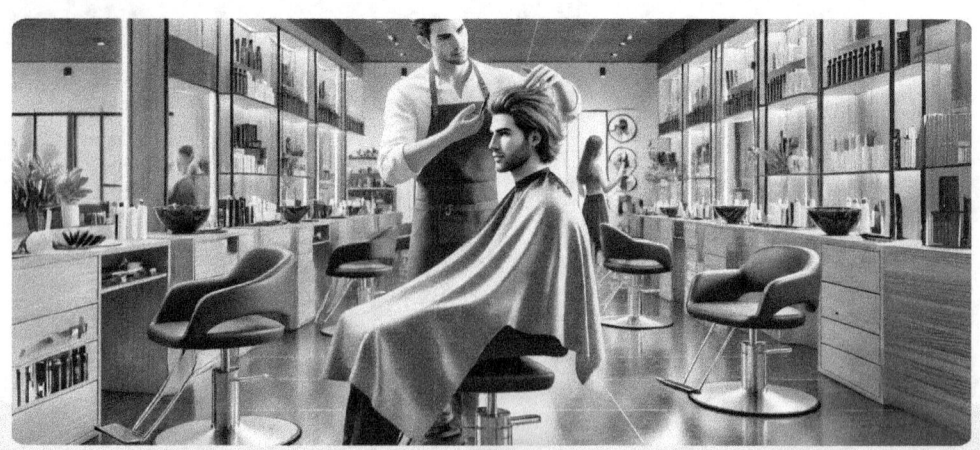

1. Gesucht wird ein Beruf, den es schon seit Jahrhunderten gibt.

2. Er durfte bis vor wenigen Jahren nur von Frauen ausgeübt werden.

3. Man begleitet und betreut ausschließlich Frauen während einer ganz bestimmten Zeit.

4. Fast jeder Mensch auf Erden ist einer Person mit diesem Beruf schon begegnet.

5. Der Beruf wird meistens im Krankenhaus ausgeübt, manchmal auch Zuhause oder in bestimmten Häusern.

6. In der Regel ist man in diesem Beruf die erste Person, die jemand erblickt, wenn er auf der Welt ankommt.

7. Nicht der Storch bringt die Kinder zur Welt, sondern die Personen mit diesem Beruf.

Antwort: Hebamme

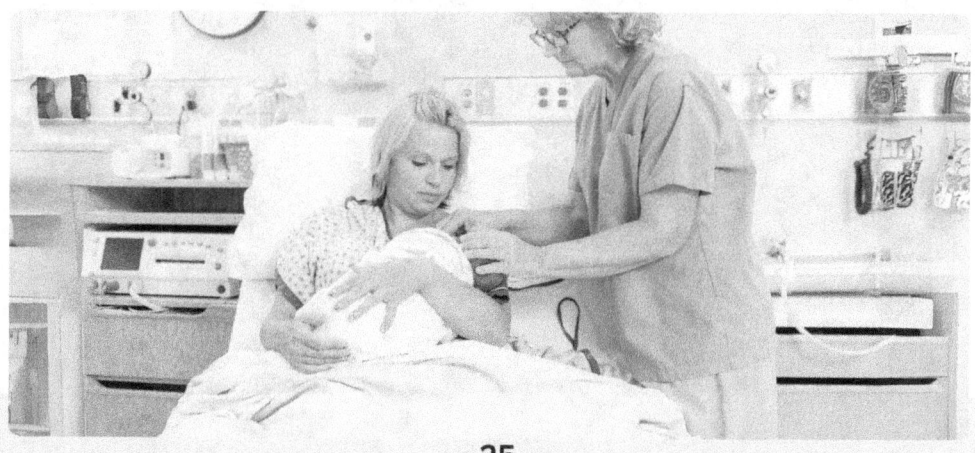

1. Wenn man diesen Beruf ausübt, hatte man in der Schule gerne Deutschunterricht.

2. Man ist ein begeisterter Leser.

3. Der Arbeitsort ist ein Ladenlokal, in dem Menschen aller Altersgruppen einkaufen.

4. Hier dreht sich alles um Bücher.

5. Man weiß in diesem Beruf immer, welche Bücher gerade besonders beliebt sind.

6. Die Hauptaufgabe besteht darin, von morgens bis abends Bücher einzukaufen und zu verkaufen.

Antwort: Buchhändler

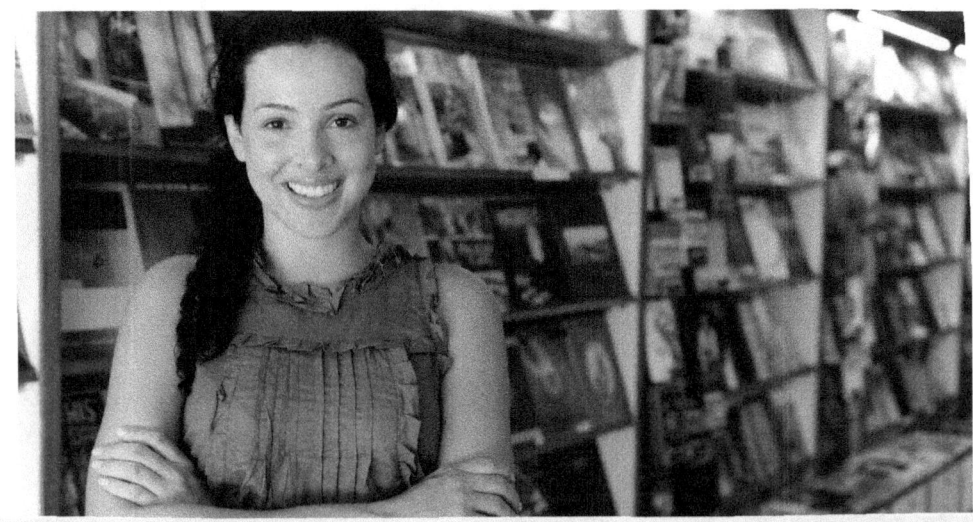

1. Während der Arbeitszeit trägt man einen weißen Kittel.

2. Man kennt sich mit chemischen und physikalischen Zusammenhängen aus.

3. Man hat ein breit gefächertes Kräuterfachwissen.

4. Mit einem Rezept bekommen Kunden, was sie möchten, ohne dass etwas gekocht wird.

5. Man bereitet Tinkturen, Salben, Cremes und Teemischungen zu.

6. Manchmal hilft man besser als ein Arzt.

7. Kunden kommen hierher, wenn sie Arzneimittel benötigen.

Antwort: Apotheker

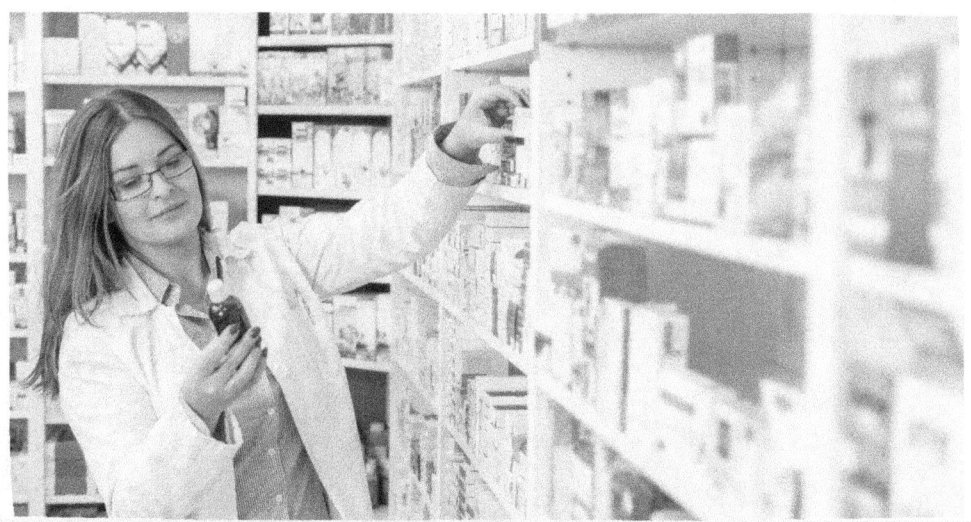

1. Gesucht wird ein wichtiger Handwerksberuf, den hauptsächlich Männer ausüben.

2. Die Tätigkeit erfordert ein hohes Maß an Fachkenntnissen, denn schon kleinste Fehler können große Folgen haben.

3. Man ist drinnen und draußen tätig, egal ob das Wetter freundlich ist oder nicht.

4. Dort wo man arbeitet, ist es häufig laut und staubig.

5. Ohne diesen Beruf würden viele Menschen im Dunkeln tappen.

6. Einen neuen Herd könnte man ohne seine Hilfe nicht benutzen.

7. In diesem Beruf kann man ein ganzes Haus unter Strom setzen.

Antwort: Elektriker

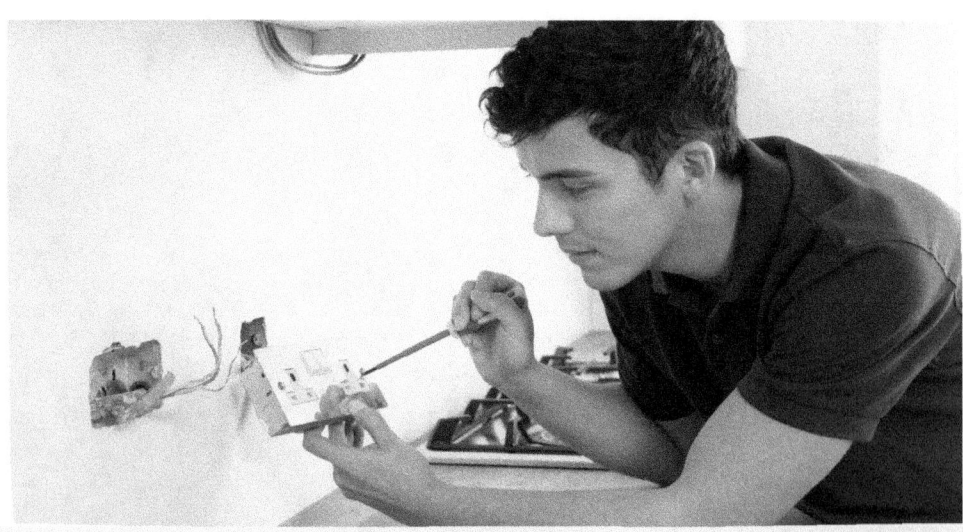

1. Wer diesen Beruf ausübt, gestaltet ein Stück Lebensweg vieler Menschen mit.

2. Obwohl man schon einen Beruf gelernt hat, geht man immer noch zur Schule.

3. Man beschäftigt sich gerne mit Kindern und Jugendlichen.

4. Auch bei Problemen hat man in diesem Beruf ein offenes Ohr.

5. Man wird dafür bezahlt, dass man in die Schule geht.

6. Der Arbeitsplatz befindet sich in einer Grundschule, Hauptschule, Realschule oder einem Gymnasium.

7. Die Aufgabe ist es, anderen Menschen etwas beizubringen.

8. Je nach Fach unterrichtet man z. B. Mathe, Deutsch oder Erdkunde.

Antwort: Lehrer

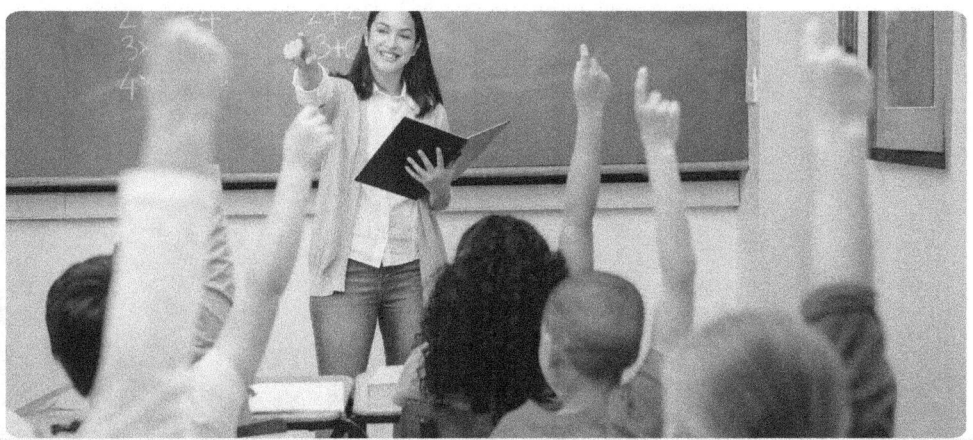

1. Bei dem gesuchten Beruf sind handwerkliche Fähigkeiten gefragt.

2. Oft erkennt man diesen Handwerker an seinem blauen Kittel und einem großen Werkzeugkasten.

3. Man kontaktiert ihn dann, wenn es um Wärme und Wasser geht.

4. Ohne ihn gibt`s kein heißes Wasser in der Badewanne.

5. Je nach Arbeitsort hat er es mit unangenehmen Gerüchen zu tun.

6. Bei Wasserschäden durch einen Rohrbruch ist der der richtige Mann.

7. Auch wenn die Heizung ausfällt, ruft man ihn an.

Antwort: Installateur

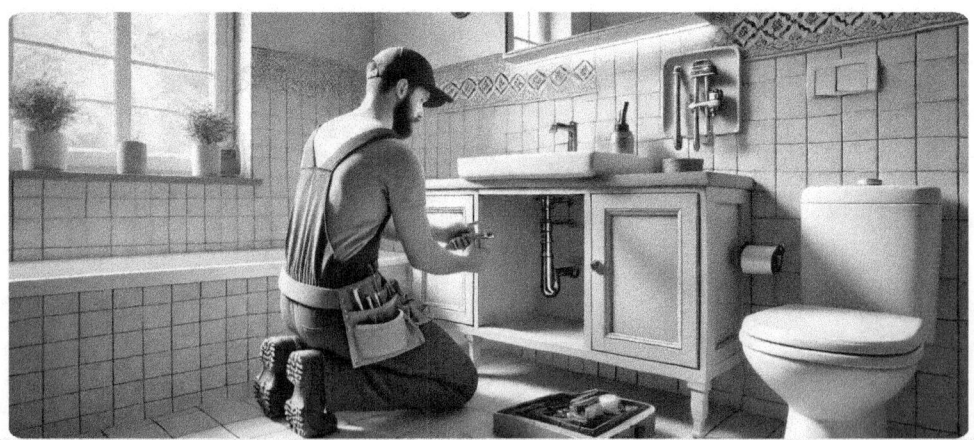

1. Bei dem gesuchten Beruf geht es mehr um Glauben als um Wissen.

2. Diesen Beruf gibt es seit vielen Jahrhunderten.

3. Er wird meistens von Männern ausgeübt.

4. Früher gab es ihn in jedem Dorf und jeder hatte großen Respekt vor ihm.

5. Er übt seinen Beruf oft in prunkvollen Gewändern aus.

6. Sein Arbeitsplatz ist meistens in einer Kirche, kann aber auch in einer Schule oder einem Krankenhaus sein.

7. Wenn er katholisch ist, dann ist sein oberster Chef der Papst.

8. Eine andere Bezeichnung für den Beruf ist Pastor.

Antwort: Pfarrer

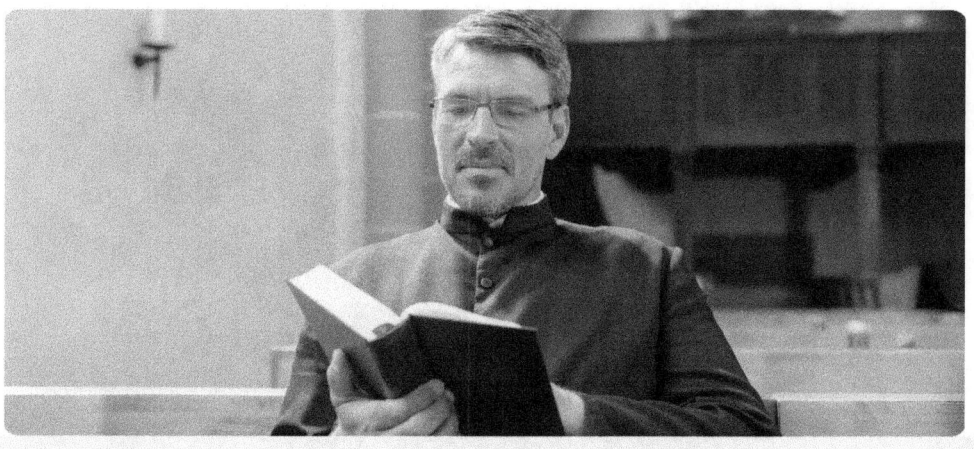

1. Die gesuchte Berufsbezeichnung ist ein weit verbreiteter Nachname.

2. Früher konnten sich nur wohlhabende Menschen die Dienste dieses Berufsstandes leisten.

3. Die Tätigkeit wird hauptsächlich im Sitzen ausgeübt.

4. Auch ein Insekt, das nicht stechen kann, wird so bezeichnet.

5. Es kommt bei diesem Beruf immer auf das richtige Maß an.

6. Eine bestimmte Sitzposition, bei der man die Beine übereinander kreuzt, ist nach dem gesuchten Beruf benannt.

7. Es wird mit verschiedenen Stoffen gearbeitet.

8. Ohne Nadel und Faden geht hier nichts.

Antwort: Schneider

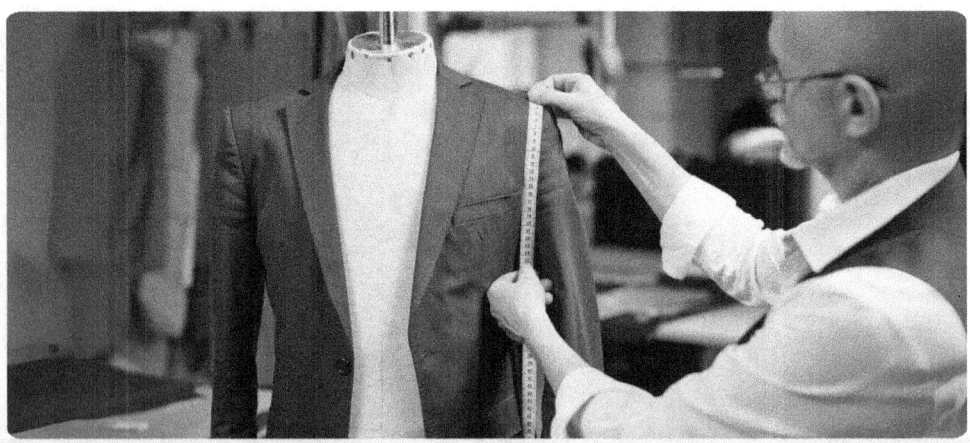

1. Wer diesen Beruf ausübt, sollte keine Berührungsängste vor Schmutz und Öl haben.

2. Der Beruf hat mit Motoren, komplexer Technik und Elektronik zu tun.

3. Die Werkstatt ist der Hauptarbeitsort.

4. Eine Hebebühne ist das wichtigste Werkzeug.

5. In dem Beruf dreht sich alles um Wartung, Reparaturen, Reifenwechsel und vieles mehr.

6. Ist das Auto defekt, ist er der richtige Ansprechpartner.

7. Personen mit diesem Beruf werden auch als Autodoktoren bezeichnet.

Antwort: Automechaniker, KFZ-Mechaniker

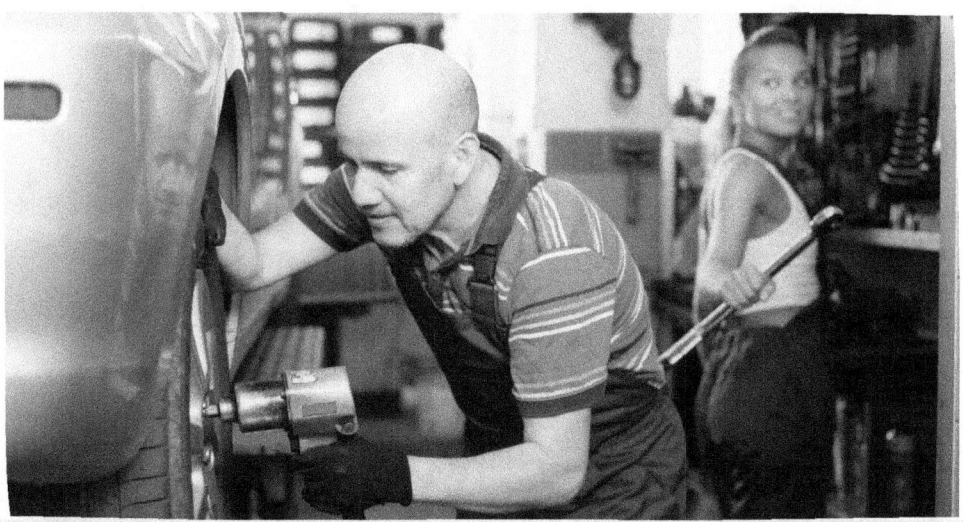

1. Bei diesem Beruf ist gute Sicht wichtig.

2. Der Arbeitstag besteht aus Beratung und Verkauf.

3. Wenn man diesen Beruf ausübt, sollte man Freude am Umgang mit Menschen haben.

4. Häufig geht es auch um Reparaturen, die man in einer Werkstatt durchführt.

5. Modisches Gespür ist bei der Ausübung des Berufes sehr hilfreich.

6. Man muss in der Lage sein, optische und geometrische Daten zu berechnen.

7. Kunden werden vom Augenarzt geschickt.

8. Man hilft anderen Menschen, eine passende Brille zu finden.

Antwort: Optiker

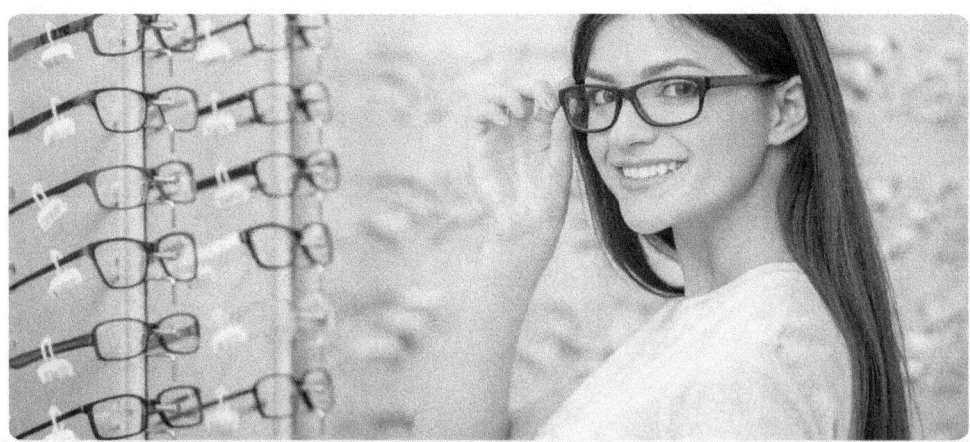

1. Gesucht wird ein richtiger Knochenjob.

2. Kaum jemand, der ihn ausübt, schafft es unbeschadet bis zur Altersrente.

3. Man arbeitet drinnen und draußen, auch wenn es heiß oder kalt ist.

4. Der Arbeitsort ist immer laut, staubig und ohne jeglichen Komfort.

5. Die Hände werden so stark beansprucht, dass man den Beruf fast daran erkennen kann.

6. Die Welt besteht aus Baumaterialien wie Mörtel, Ziegel und Beton.

7. Die Aufgabe ist es, durch Stein auf Stein Gebäude zu errichten.

Antwort: Maurer

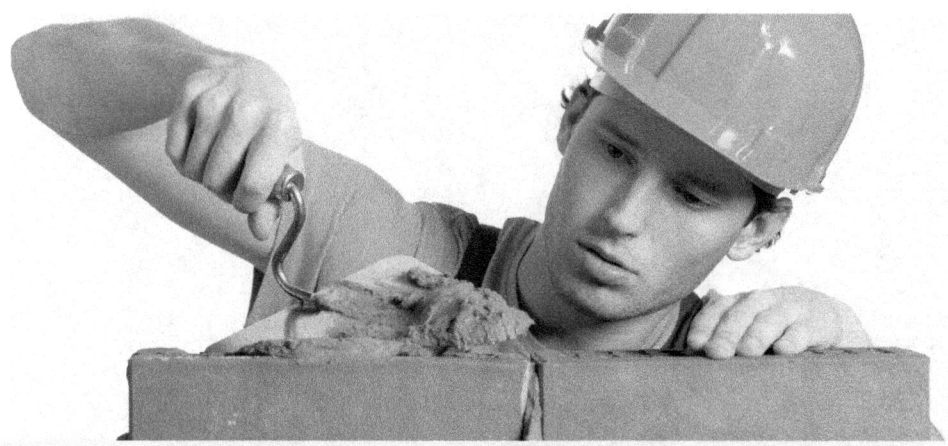

1. Gesucht wird ein Frauenberuf, den es heute nicht mehr gibt.

2. Um einen dieser begehrten Arbeitsstellen zu ergattern, mussten die Bewerberinnen jung und ledig sein und aus gutem Hause kommen.

3. Männer kamen seit 1889 aufgrund ihrer tieferen Stimmlage für diesen Beruf nur noch selten in Frage.

4. Ohne diese Damen war kein Gespräch auf Distanz möglich.

5. Die Ausbildungskosten übernahm die Post.

6. Die Aufgabe in diesem Beruf war es, Telefongespräche zu vermitteln.

7. Umgangssprachlich sagte man zu diesem Beruf auch: „Fräulein vom Amt".

Antwort: Telefonistin

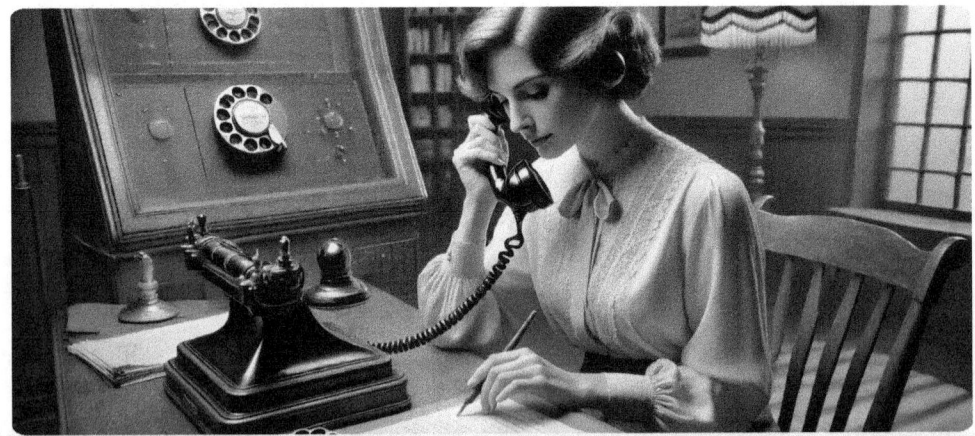

1. Schon bei dem Gedanken an Personen mit diesem Beruf bekommen die meisten Menschen schlechte Laune.

2. Es gibt aber Situationen, in denen man froh ist, dass es Personen mit diesem Beruf gibt.

3. In diesem Beruf kann man Schmerzen lindern, aber auch Schmerzen zufügen.

4. Der Arbeitsort befindet sich meistens in einer Praxis.

5. Man landet hier, wenn man eine dicke Backe riskiert.

6. Personen, die die Räumlichkeiten betreten, wird kräftig auf den Zahn gefühlt.

7. Wenn man Zahnschmerzen hat, landet man in der Regel hier.

Antwort: Zahnarzt

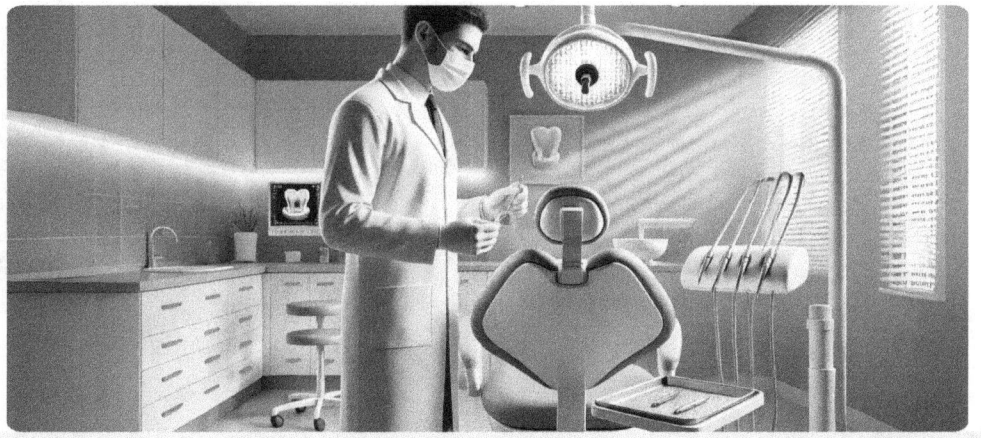

1. Gesucht wird ein typischer Frauenberuf, ohne den viele Männer ziemlich aufgeschmissen wären.

2. In diesem Beruf sind Fremdsprachen oft eine wichtige Voraussetzung.

3. Die Hauptaufgabe ist die Erledigung von allgemeiner Büroarbeit.

4. Verschwiegenheit und Loyalität sind in diesem Beruf unverzichtbar.

5. Früher musste man Stenografie können.

6. Viele denken, man würde nur Kaffee kochen und Fingernägel lackieren.

7. In diesem Beruf ist man wie die bessere Hälfte vom Chef und bügelt manches Mal etwas gerade, was der Chef zuvor verbockt hat.

Antwort: Sekretärin

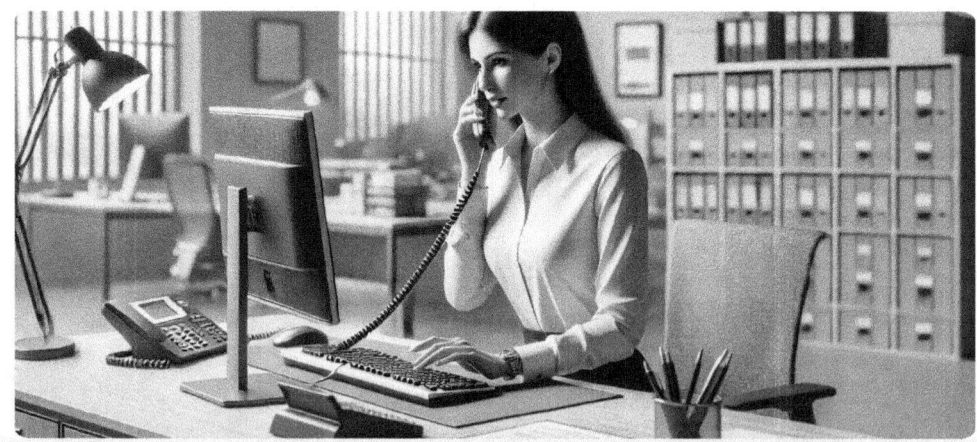

1. Bei diesem Beruf ist bequemes Schuhwerk Pflicht.

2. Man läuft jeden Tag einige Kilometer.

3. An der Arbeitskleidung ist man für die Gäste zu erkennen.

4. Wem Freundlichkeit schwer fällt, ist in diesem Beruf verkehrt.

5. Wenn man stolpert, hat das meistens Scherben zur Folge.

6. Man wischt einen Tisch ab, bevor neue Gäste kommen.

7. Arbeitsorte sind Gaststätten, Restaurants, Cafés und Bars.

8. Als Anerkennung für die gute Arbeit erhält man Trinkgeld.

Antwort: Kellner

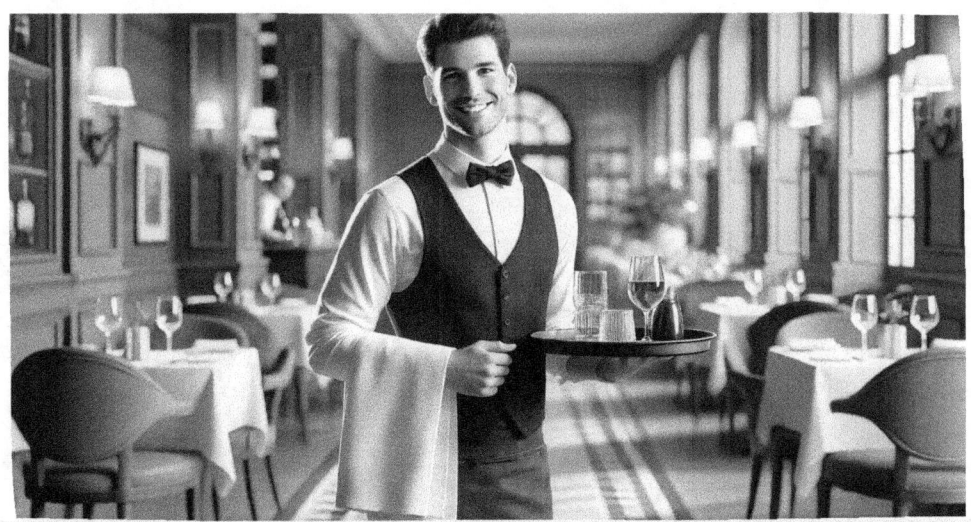

1. Gesucht wird ein Beruf, der nicht in Städten ausgeübt wird.

2. Die Arbeitsstätte ist meistens ziemlich alt.

3. Als Unterstützung bei der Verrichtung der körperlich schweren Tätigkeiten dienen große Fahrzeuge und Maschinen.

4. Um die Maschinen bedienen und reparieren zu können, sollte man sich gut mit Technik auskennen.

5. Wer diesen Beruf ausübt, besitzt meistens große Landflächen, Felder und Wiesen.

6. Man hält Tiere verschiedenster Art als Nutztiere, z. B. Kühe, Schweine, Schafe, Hühner.

7. Eine andere Bezeichnung für den gesuchten Beruf ist Landwirt.

Antwort: Bauer

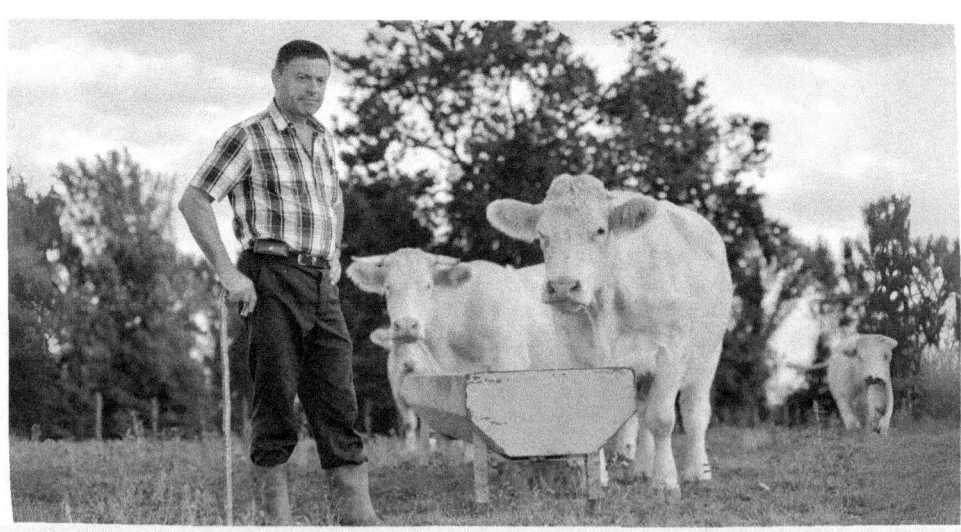

1. In dem gesuchten Beruf ist Fingerspitzengefühl gefragt.

2. Im Mittelpunkt steht hier das Gesicht, nur manchmal geht es auch um andere Körperbereiche.

3. Im wahrsten Sinne des Wortes geht diese Arbeit unter die Haut.

4. Viele Kunden, die man hier trifft, wollen jünger und schöner aussehen.

5. Meistens sind es Frauen, die sich hier behandeln lassen.

6. Als Hilfsmittel werden Cremes, Kosmetikartikel, Spiegel und Pinzetten verwendet.

Antwort: Kosmetikerin

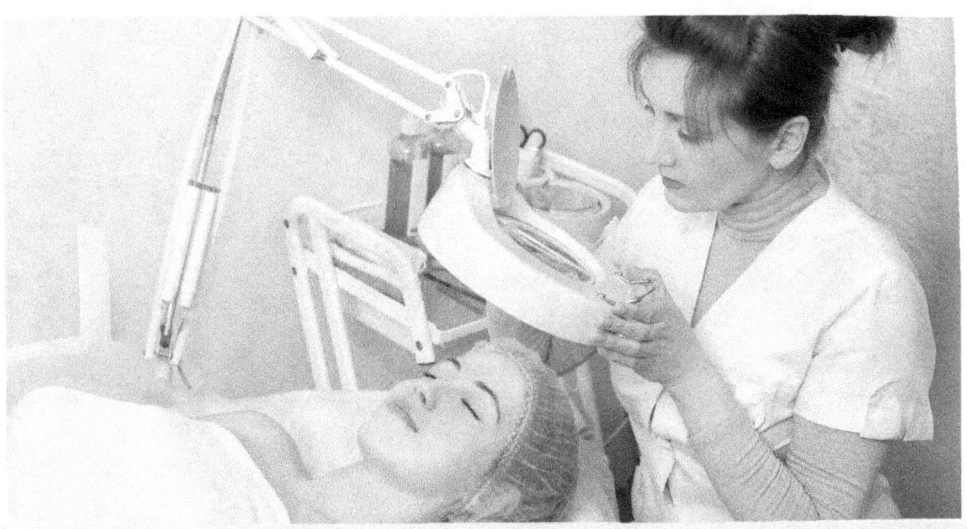

1. Gesucht wird ein Beruf, der an Abwechslung kaum zu überbieten ist.

2. Bei vielen Jungs besteht der Wunsch schon seit Kindesbeinen, diesen Beruf zu erlernen.

3. Je nach Aufgabe kann man bei Fußballspielen, Demonstrationen oder großen Veranstaltungen zum Einsatz kommen.

4. Manchmal arbeitet man mit einem Diensthund.

5. Man wird kontaktiert, wenn jemand einen Autounfall hat.

6. Man sorgt im Auftrag des Staates für Sicherheit und Ordnung.

7. In diesem Beruf hat man es oft mit Schurken und Ganoven zu tun.

Antwort: Polizist

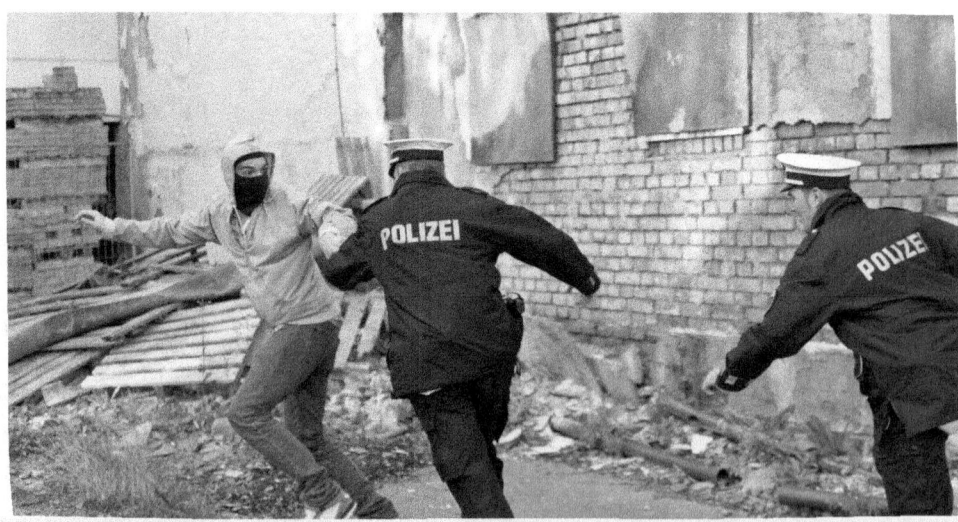

1. Krümel und Chaos haben in diesem Beruf keine Chance.

2. Der Arbeitsplatz kann in Büros, Krankenhäusern, Pflegeheimen, Schulen und auch in privaten Haushalten sein.

3. Die Tätigkeit ist körperlich anstrengend und macht Fitnesstraining überflüssig.

4. Man sollte den Umgang mit Schmutz und Dreck nicht scheuen.

5. In diesem Beruf geht es um Sauberkeit und Ordnung.

6. Man sollte keine Allergien gegen Putzmittel haben.

7. Staubsauger, Wischmop und Putztücher sind die wichtigsten Arbeitswerkzeuge.

8. Der Beruf wird auch als Reinigungskraft bezeichnet.

Antwort: Putzfrau

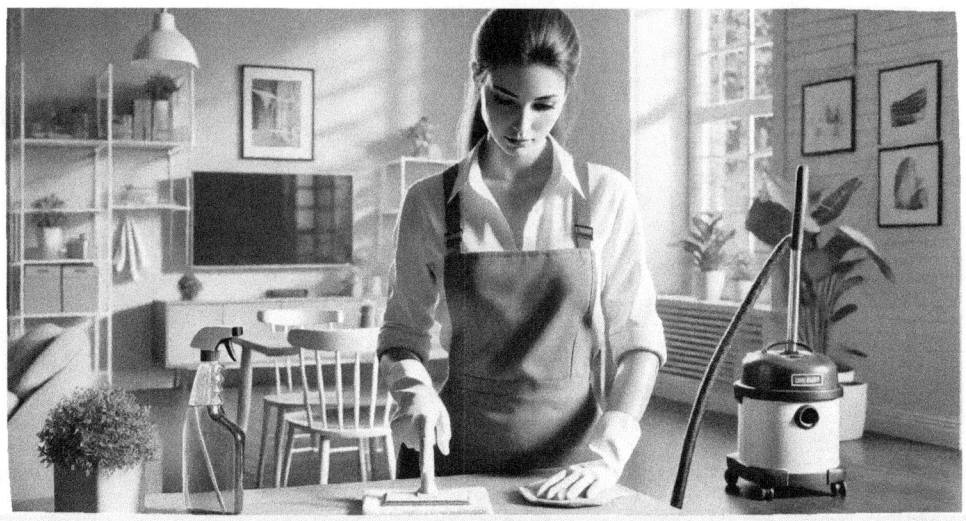

1. Geduld und Einfühlungsvermögen sind wichtige Voraussetzungen in diesem Beruf.

2. Zu den Hauptaufgaben gehört das Behandeln von Wunden, Knochenbrüchen und Infektionen.

3. Auch als Hebamme springt man bei Bedarf ein.

4. Je nach Ort gibt es keine geregelten Arbeitszeiten, den Einsätze sind auch nachts und am Wochenende.

5. Um diesen Beruf ausüben zu können, muss man Tiere lieben.

6. Wenn Bello, Hansi oder Pussy krank sind, ist man der richtige Ansprechpartner.

7. Der Arbeitsplatz befindet sich in einer Praxis, Klinik oder auch im Zoo.

Antwort: Tierarzt

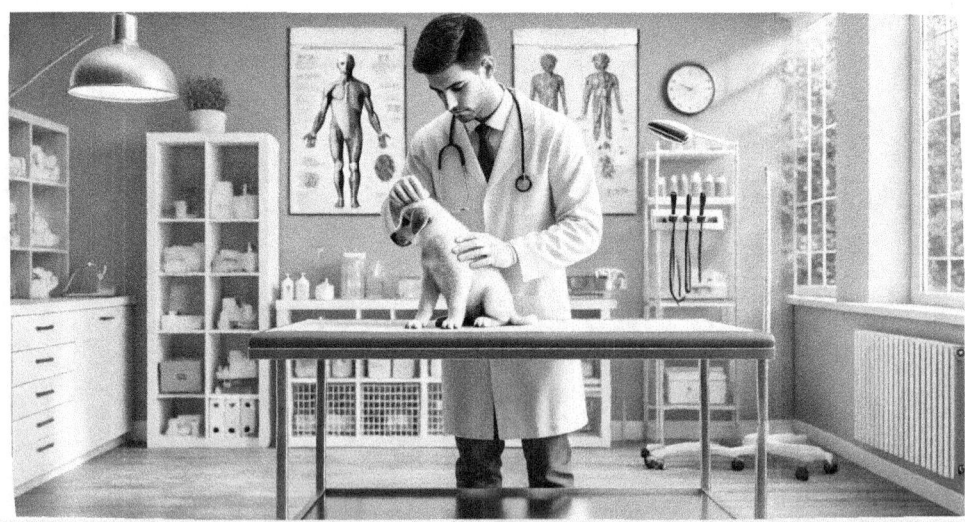

1. Wer diesen Beruf ausübt, ist so etwas wie ein Mädchen für alles.

2. Handwerkliches Geschick in vielen Bereichen ist unverzichtbar.

3. Viele, die den Beruf ausüben, haben eine Ausbildung als Elektriker oder Installateur.

4. Man kümmert sich um Ordnung, Sauberkeit und kleine Reparaturen.

5. Der Arbeitsort kann eine große Wohnanlage, eine Schule, ein Krankenhaus oder Pflegeheim sein.

6. Tropft der Wasserhahn oder muss eine Glühbirne gewechselt werden, ist man der richtige Ansprechpartner.

Antwort: Hausmeister

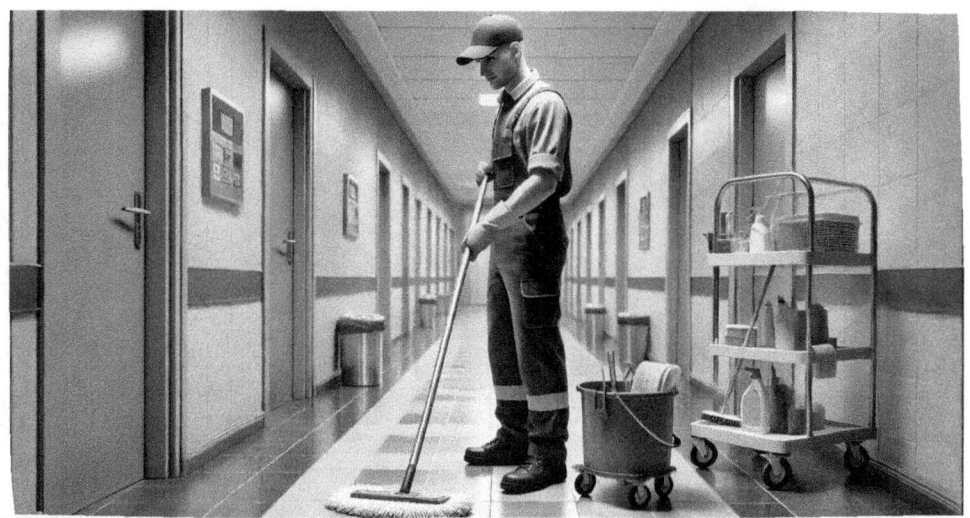

1. Gesucht wird ein kreativer Beruf, der drinnen und draußen möglich ist.

2. Bei diesem Beruf sind die Augen bestens geschult.

3. Je nach Spezialisierung hat man es mit Menschen jeden Alters zu tun.

4. Man braucht den Blick für das Wesentliche.

5. Man erschafft Erinnerungen für die Ewigkeit.

6. Man hält Momente, Eindrücke, Situationen auf besondere Art und Weise fest.

7. Früher war alles schwarz-weiß, heute erleuchten die Ergebnisse in bunten Farben.

8. Verschiedenste Motive kommen hier vor die Kameralinse.

Antwort: Fotograf

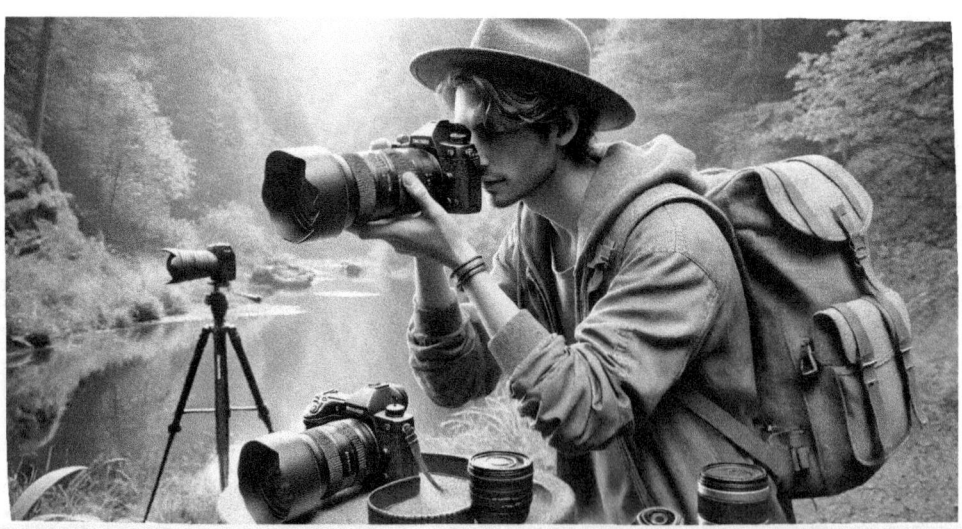

1. In diesem Beruf ist man in der Welt zu Hause.

2. Man arbeitet im Schichtdienst, sodass der Beruf nicht für jedermann geeignet ist.

3. Wenn die meisten Menschen Feierabend haben, ist man unterwegs.

4. Während der Arbeitszeit schwebt man über den Wolken.

5. Man trägt eine große Verantwortung für die Personen, die während der Arbeitszeit in der Nähe sind.

6. Es ist der Traumberuf vieler kleiner Jungen.

7. Um den Beruf ausüben zu können, muss man flugtauglich sein.

8. Den Großteil der Arbeitszeit verbringt man im Flugzeug.

Antwort: Pilot

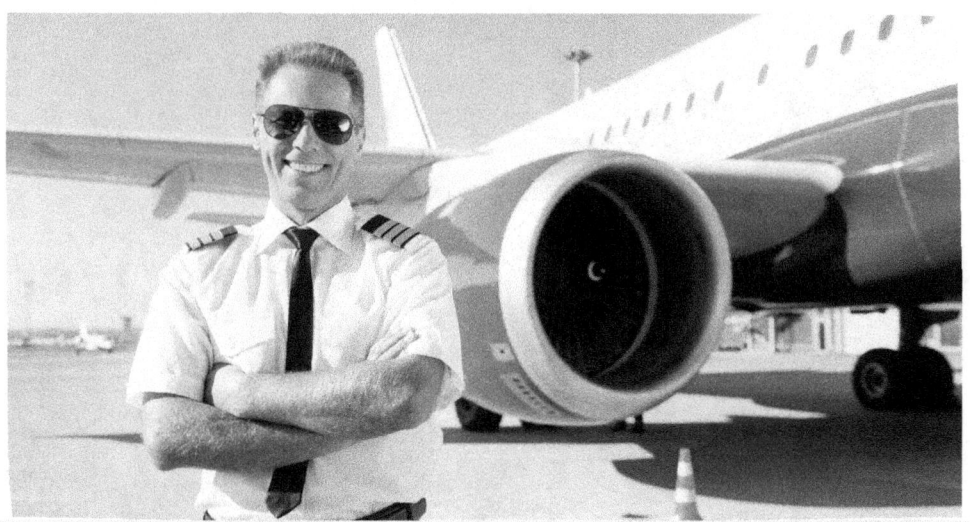

1. Dieser Beruf ist nichts für schwache Nerven.

2. Früher war der Beruf körperlich sehr anstrengend.

3. Heute erleichtern viele Maschinen das Arbeiten.

4. Bei dem gesuchten Beruf geht`s oft um die Wurst.

5. Für eingefleischte Vegetarier ist dieser Beruf keine gute Wahl.

6. Auch Tierliebhaber sollten sich lieber einen anderen Beruf aussuchen.

7. Eine der Hauptaufgaben besteht darin, frisches Fleisch zuzubereiten wie z. B. Fleischwaren, Wurst, Sülze und Gehacktes.

8. Der Beruf wird auch als Fleischer bezeichnet.

Antwort: Metzger

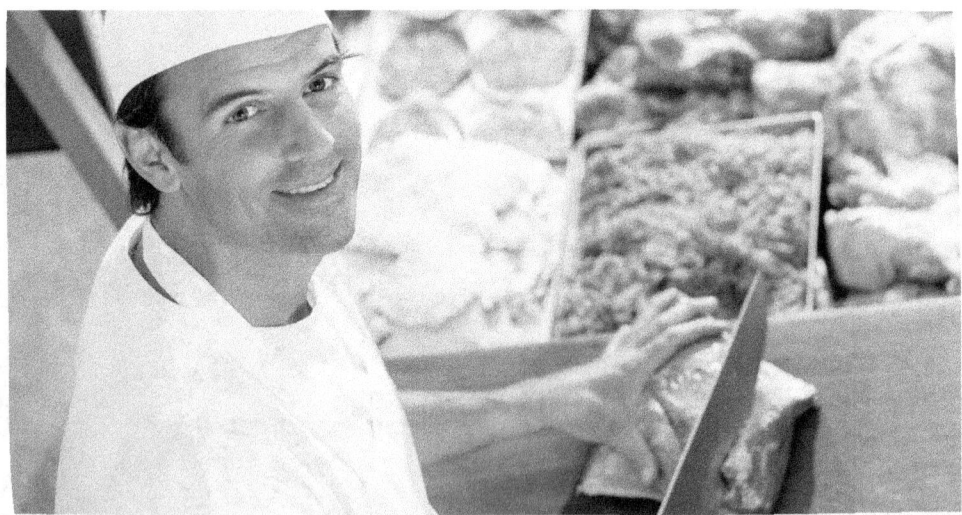

1. Gesucht wird einer der beliebtesten Handwerksberufe.

2. Hier gibt es viel Staub und Lärm.

3. Man arbeitet den ganzen Tag mit den Händen.

4. Hier passt der Spruch: „Wo gehobelt wird, da fallen Späne".

5. Man ist auf die Verarbeitung von Holz spezialisiert.

6. Säge, Hobel und Schleifgeräte sind die wichtigsten Werkzeuge.

7. Man fertigt Tische, Stühle und Schränke.

8. Der Arbeitsplatz ist eine Werkstatt, Schreinerei oder Tischlerei.

Antwort: Schreiner

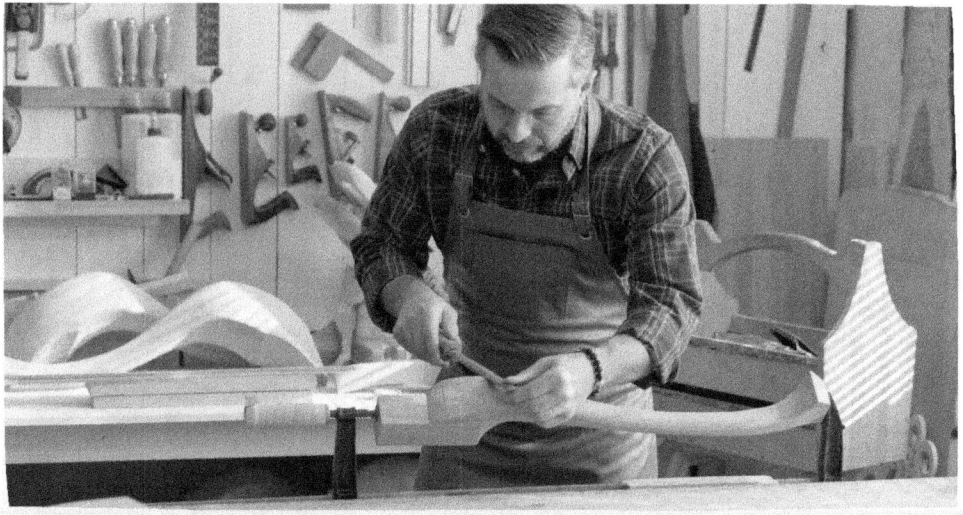

1. Eine wichtige Voraussetzung für die Ausübung dieses Berufes ist gute Ortskenntnis, die sogar anhand einer Prüfung festgestellt wird.

2. Die Tätigkeit findet hauptsächlich im Sitzen statt.

3. Ohne einen Führerschein ist die Tätigkeit nicht möglich.

4. Man benötigt außerdem eine offizielle Erlaubnis, Personen befördern zu dürfen.

5. Während der Arbeitszeit lernt man ständig neue Leute kennen und wird in interessante Gespräche verwickelt.

6. Der Arbeitsplatz ist ein weißes Auto mit einem Schild auf dem Dach.

7. Man bringt Personen sicher von A nach B und wird dafür bezahlt.

Antwort: Taxifahrer

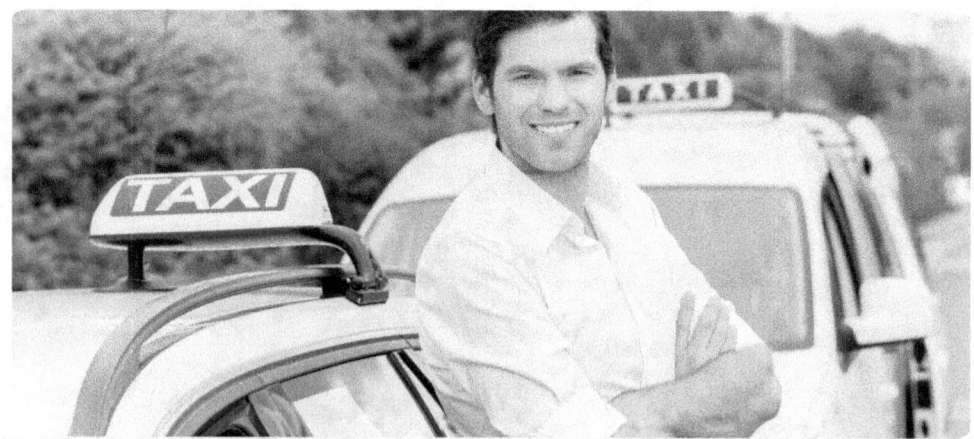

1. Gesucht wird ein Beruf, den es heute nicht mehr gibt.

2. Der Beruf war sehr unhygienisch, sodass keine hohe Lebenserwartung möglich war.

3. Diesen Beruf übte nur derjenige aus, dem keine andere Möglichkeit blieb, um sein tägliches Brot zu verdienen.

4. Mit einem Karren lief derjenige durch die Straßen und kündigte sich mit lauter Stimme oder einer Flöte an.

5. Wer diesen Beruf ausübte, sammelte Stoffabfälle ein, die zur Herstellung von Papier verwertet werden konnten.

6. Heute wird der gesuchte Begriff scherzhaft für den letzten Bus genutzt, der spät nachts die letzte Möglichkeit ist, noch nach Hause zu kommen.

Antwort: Lumpensammler

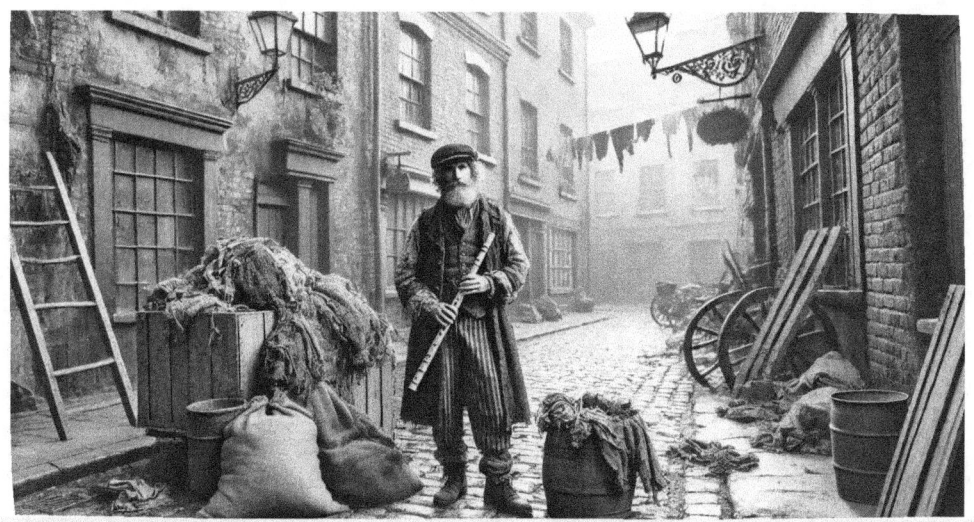

1. Die Arbeitskleidung ist schwarz, obwohl man eigentlich nicht in Trauer ist.

2. Häufig arbeitet man in luftiger Höhe.

3. Man meldet seinen Besuch vorher bei den Kunden an.

4. Wenn man diesen Beruf ausübt, sollte man sich vor Schmutz und Staub nicht Bange machen.

5. Man sucht seine Kunden zu Hause auf und steigt denen aufs Dach.

6. Geht es nach einem alten Aberglauben, dann bringt man anderen Menschen Glück.

7. Man reinigt Schornsteine und Kamine.

Antwort: Schornsteinfeger

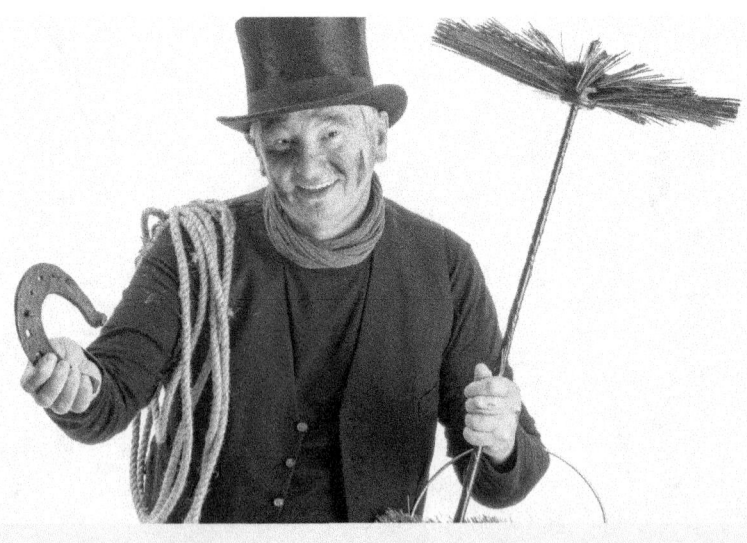

1. Gesucht wird ein Beruf, den es schon seit vielen Jahrhunderten gibt.

2. Viele Menschen tragen die Berufsbezeichnung als Nachnamen.

3. Bei diesem Beruf sollte man keine Angst davor haben, sich die Hände schmutzig zu machen.

4. Die wichtigste Voraussetzung für die Ausübung der Tätigkeit ist handwerkliches Geschick.

5. Kunden kommen, um ihre schiefen Absätze reparieren zu lassen.

6. Man stellt außerdem Schuhe nach Maß in Handarbeit her.

7. Eine andere Bezeichnung für diesen Beruf ist Schuster.

Antwort: Schuhmacher

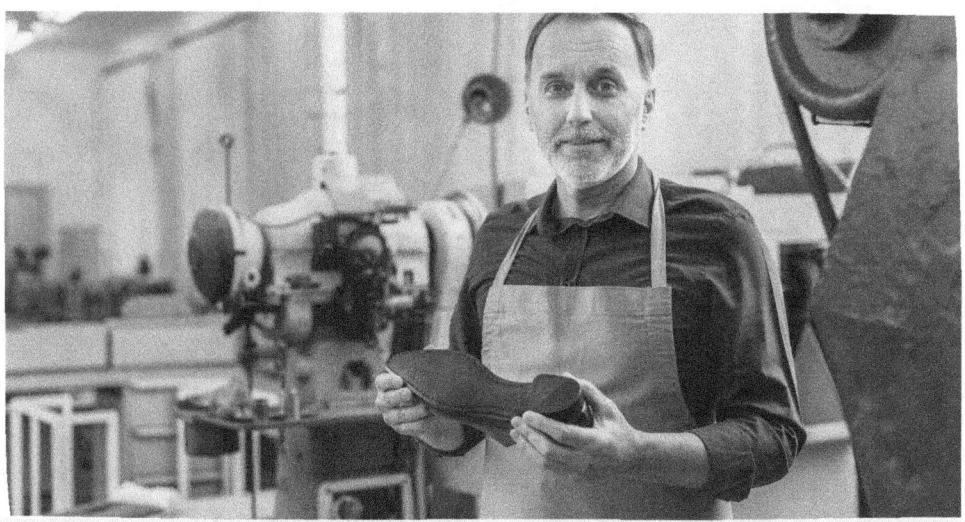

1. Das, was in diesem Beruf entsteht, hat viele Jahrzehnte lang Bestand.

2. In diesem Beruf geht es um viele Zahlen.

3. Pläne sind die wichtigsten Arbeitsmaterialien.

4. Gesucht wird ein Beruf, ohne den es keine Häuser gäbe.

5. Personen mit diesem Beruf sind auf Baustellen anzutreffen, ohne dass sie selbst handwerklich tätig werden.

6. Die Hauptaufgabe besteht in der Planung von Gebäuden.

7. In diesem Beruf wird das Aussehen von Gebäuden hinsichtlich Farbe, Form und Material festgelegt.

Antwort: Architekt

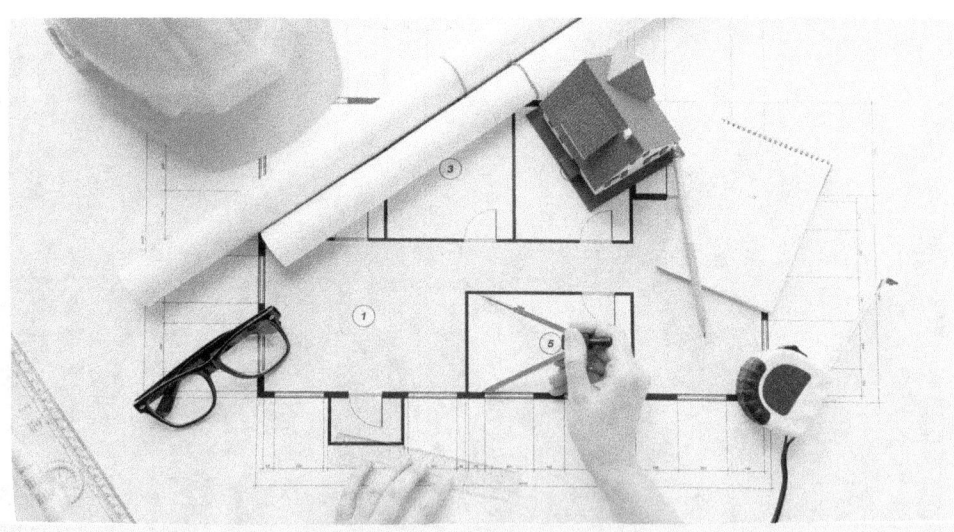

1. Gesucht wird ein Beruf, der hohes Ansehen genießt.

2. Die Bereitschaft zu unregelmäßigen Arbeitszeiten ist eine wichtige Voraussetzung.

3. Je älter man wird, umso öfter braucht man Personen mit diesem Beruf.

4. Personen mit diesem Beruf werden auch als „Herrgott in Weiß" bezeichnet.

5. Je nach Spezialisierung befindet sich der Arbeitsplatz in einer Praxis oder einem Krankenhaus.

6. Die Hauptaufgabe besteht darin, Krankheiten zu erkennen und zu behandeln.

7. Je nach Fachrichtung lautet die genaue Berufsbezeichnung Zahnarzt, Orthopäde oder Internist.

Antwort: Arzt

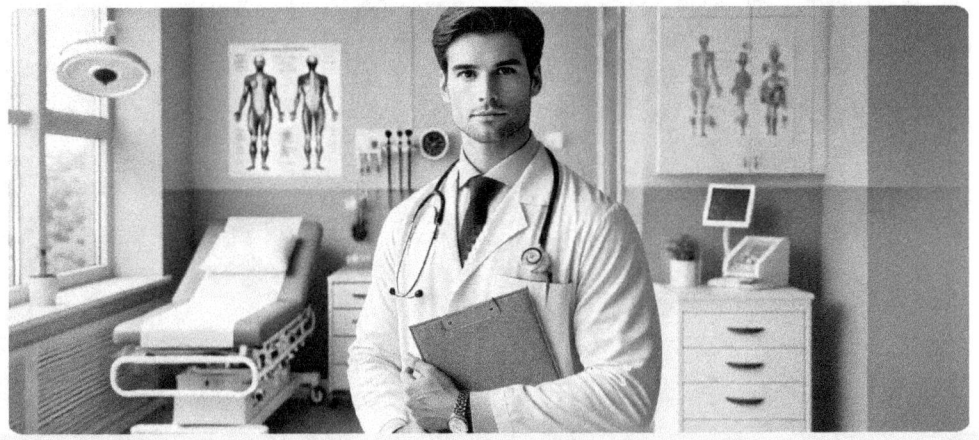

1. Gesucht wird ein Traumberuf vieler kleiner Jungs.

2. Die Bereitschaft zu Schichtdienst und unregelmäßigen Arbeitszeiten ist eine wichtige Voraussetzung.

3. Man darf in diesem Beruf nicht farbenblind sein.

4. Man transportiert Personen und Güter.

5. Der Arbeitsplatz ist meistens in einem Eisenbahnverkehrsunternehmen.

6. Eine der Aufgaben ist es, Waggons an eine Lokomotive zu koppeln.

7. Heute wird der Beruf als „Triebfahrzeugführer" bezeichnet.

Antwort: Lokführer

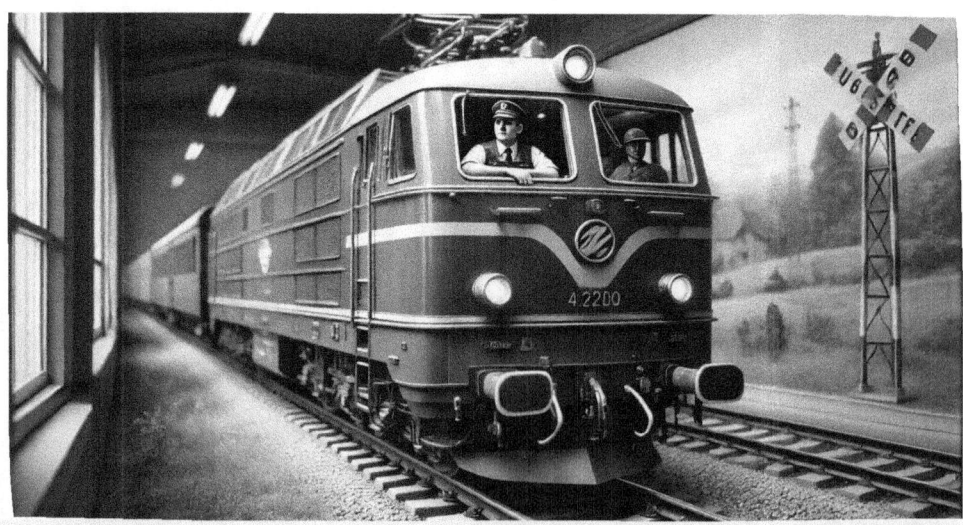

1. Gesucht wird ein typischer Frauenberuf, bei dem es hoch hergeht.

2. Man braucht hier gute Nerven und viel Geduld.

3. Meistens wird man nur vormittags gebraucht.

4. Man benötigt viel Durchsetzungsvermögen und eine laute Stimme, damit einem nicht auf dem Kopf herumgetanzt wird.

5. Die Tätigkeit ist vergleichbar mit einem Sack Flöhe, den man hüten soll.

6. Man entlastet viele Eltern und übernimmt viele erzieherische Aufgaben.

7. Der Arbeitsort ist ein Hort für Kinder bis zu 6 Jahren.

Antwort: Kindergärtnerin

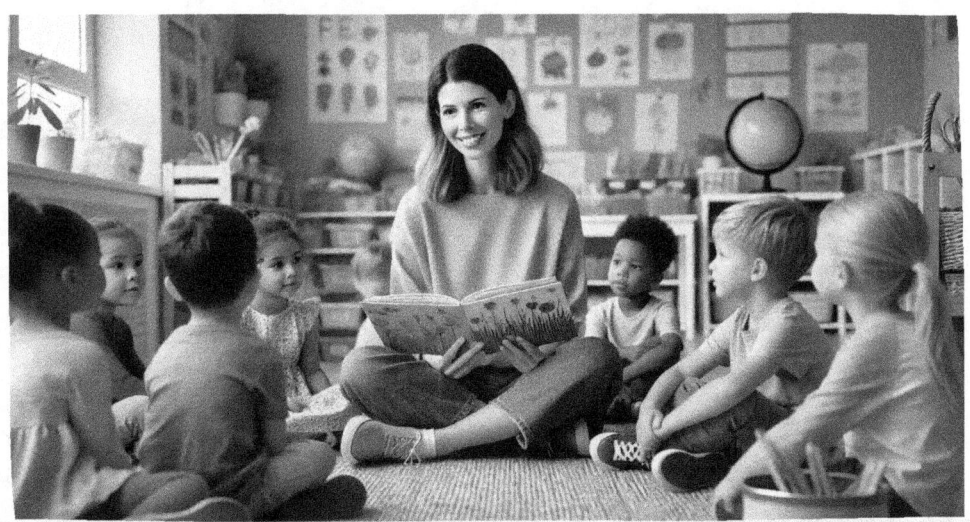

1. Dieser Beruf erfordert Konzentration und ein gutes Gedächtnis, um die Informationen korrekt wiederzugeben.

2. Die Arbeit kann anstrengend sein, da man sehr aufmerksam zuhören muss.

3. Man arbeitet häufig bei internationalen Treffen, Konferenzen oder Gerichtsterminen.

4. Manchmal sitzt man in einer Kabine und spricht über ein Mikrofon.

5. Ohne diese Person könnten viele internationale Gespräche nicht stattfinden oder missverstanden werden.

6. Es ist wichtig, schnell und präzise zu übersetzen, damit das Gespräch flüssig bleibt.

7. Die Hauptaufgabe besteht darin, Gespräche mündlich von einer Sprache in eine andere zu übersetzen.

Antwort: Dolmetscher

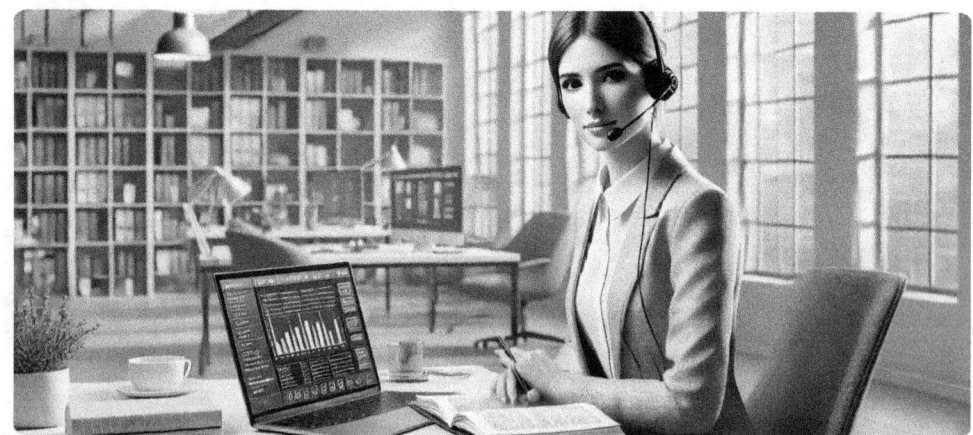

1. In diesem gesuchten Beruf will man oft hoch hinaus.

2. Man arbeitet im Freien, egal ob es heiß, kalt oder windig ist.

3. Mit Schutzkleidung und speziellen Gurten sollen Umfälle vermieden werden.

4. Man baut Strukturen auf, die Handwerkern bei der Arbeit helfen.

5. Ohne diese Person könnten viele Bau- und Reparaturarbeiten an hohen Gebäuden nicht sicher durchgeführt werden.

6. Die Hauptaufgabe besteht darin, Gerüste an Gebäuden sicher zu montieren und wieder abzubauen.

7. Diese Gerüste werden benötigt, um Arbeiten an Fassaden, Dächern oder hohen Wänden auszuführen.

Antwort: Gerüstbauer

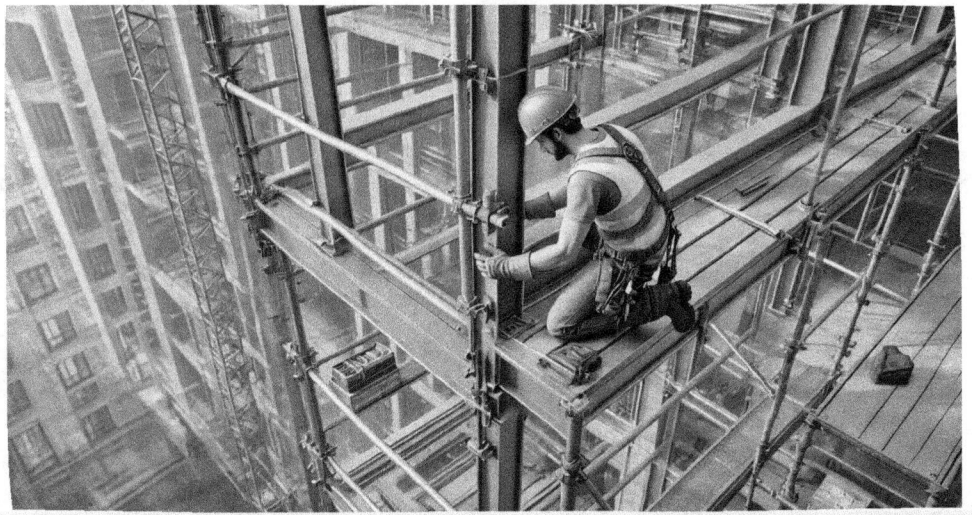

1. Personen, die diesen Beruf ausüben, bringen viel handwerkliches Geschick und Kreativität mit.

2. Ein gutes Auge für Design und die richtige Materialauswahl sind in diesem Beruf wichtig.

3. Es kommen Nadeln, Tacker und Scheren zum Einsatz.

4. In der Werkstatt sind viele Stoffrollen, Schaumstoffplatten und Musterbücher zu finden.

5. Oft wird der alte Bezug entfernt und durch einen neuen ersetzt, passend zum Kundenwunsch.

6. Ohne diese Person wären viele Möbel abgenutzt, unbequem oder unansehnlich.

7. Seine Aufgabe ist es, Stühle, Sofas oder Sessel neu zu beziehen oder zu reparieren.

Antwort: Polsterer

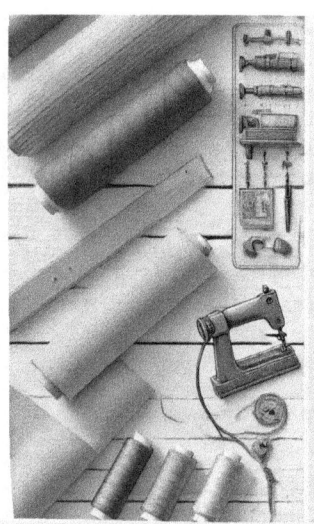

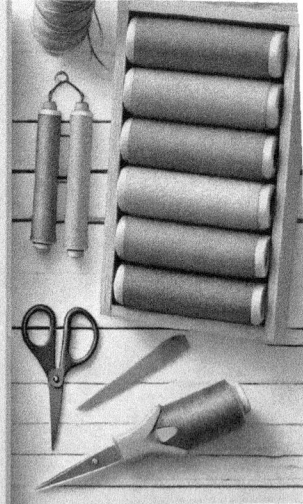

1. Gesucht wird ein Beruf, in dem man eine spezielle Uniform trägt.

2. Die Arbeit kann anstrengend und gefährlich sein, erfordert aber auch viel Teamarbeit.

3. Oft wird in Übungen trainiert, damit im Ernstfall alles reibungslos klappt.

4. Zu den Arbeitsgeräten gehören Schläuche und Leitern.

5. Man muss schnell, mutig und gut trainiert sein, um in gefährlichen Situationen zu handeln.

6. Auch bei Unfällen, Überschwemmungen oder anderen Notfällen wird diese Person gerufen.

7. Die Hauptaufgabe besteht darin, Feuer zu löschen und Leben zu retten.

Antwort: Feuerwehrmann

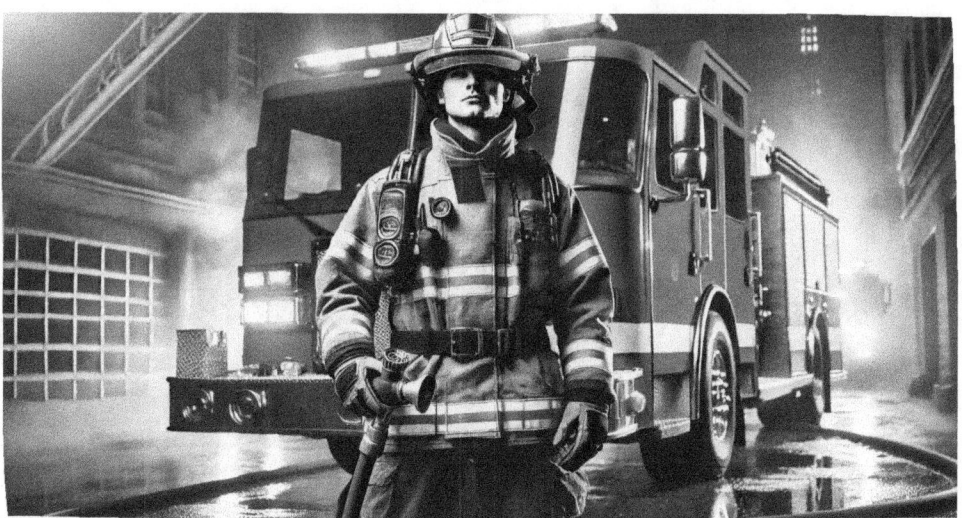

1. Ein hohes Maß an Kommunikation, Verhandlungsgeschick und Detailgenauigkeit ist in diesem Beruf wichtig.

2. In diesem Beruf verhandelt man mit der Gegenseite, um die bestmögliche Lösung für den Mandanten zu erreichen.

3. Man arbeitet eng mit Richtern, Mandanten und manchmal auch anderen Anwälten zusammen.

4. Manchmal hilft diese Person, Streitigkeiten zu lösen, bevor es zu einem Gerichtsverfahren kommt.

5. Die Hauptaufgabe ist es, Mandanten in rechtlichen Fragen zu beraten und vor Gericht zu vertreten.

6. Ohne diese Person wäre es schwer, die eigenen Rechte zu verstehen und durchzusetzen.

Antwort: Rechtsanwalt

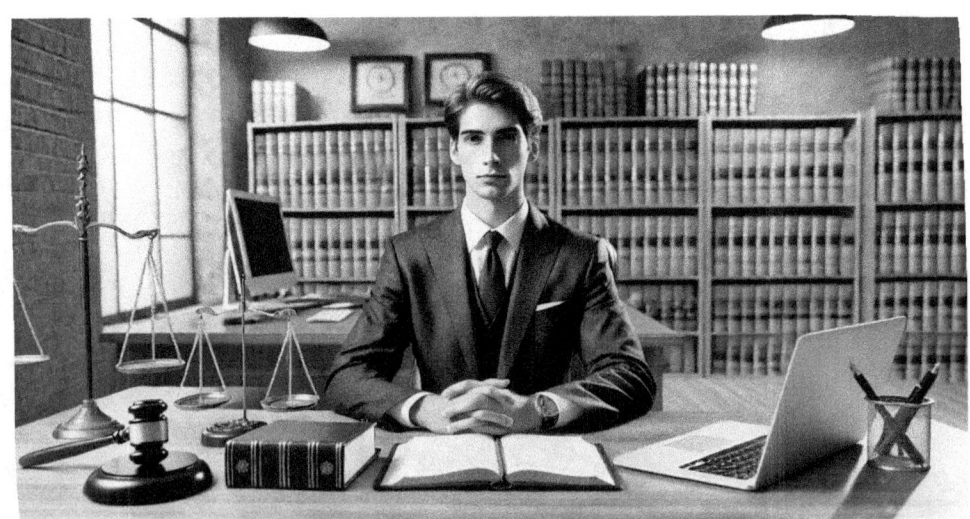

1. In diesem Beruf geht es um ein bestimmtes Sinnesorgan.

2. Die Tätigkeit wird hauptsächlich im Sitzen ausgeübt.

3. Es kommt bei diesem Beruf immer auf das richtige Augenmaß an.

4. Man trägt oft einen weißen Kittel und arbeitet mit speziellen Geräten.

5. Will man ein wichtiges Körperteil untersuchen lassen, geht an dieser Person meistens kein Weg vorbei.

6. Ohne diese Person würden viele Menschen Probleme haben, die Welt klar und deutlich zu sehen.

7. Wer diesen Beruf ausübt, kennt sich gut mit verschiedenen Augenerkrankungen und deren Behandlung aus.

Antwort: Augenarzt

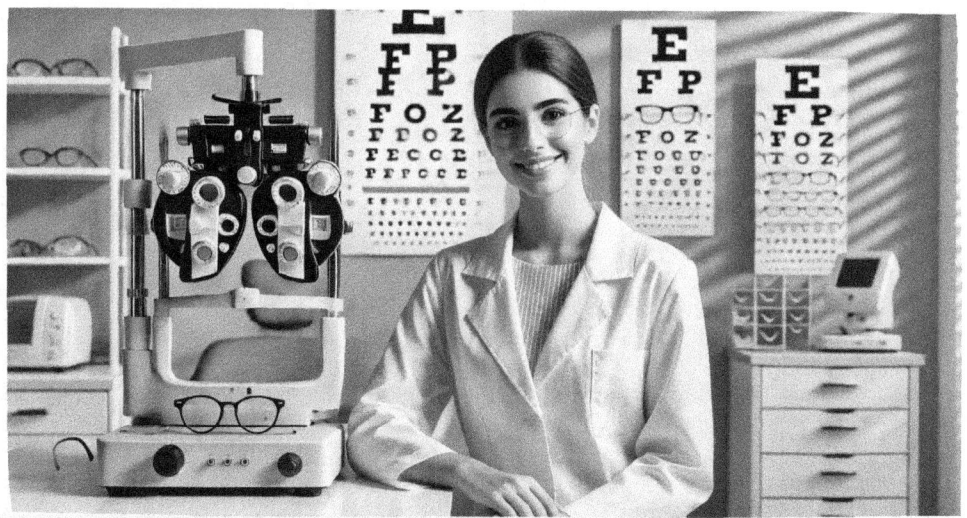

1. In diesem Beruf sollte man gerne körperlich aktiv sein.

2. Geduld, Begeisterung und Wissen über den menschlichen Körper sind wichtig.

3. Man arbeitet oft in Schulen, Vereinen oder Fitnessstudios.

4. Kondition, Koordination und Teamgeist sind wichtige Themen in diesem Beruf.

5. Die Hauptaufgabe besteht darin, Sportstunden zu planen und durchzuführen.

6. Ohne diese Person würden viele Menschen weniger Sport treiben und weniger über Bewegung lernen.

7. Sportunterricht wäre ohne diese Person weniger abwechslungsreich und effektiv.

Antwort: Sportlehrer

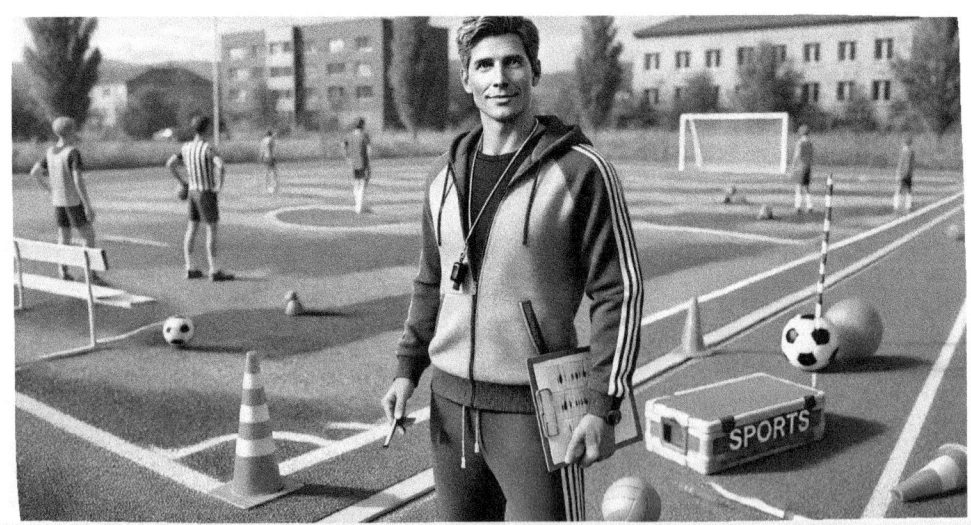

1. In diesem gesuchten Beruf sollte man handwerklich geschickt und kreativ sein.

2. Geduld und Präzision sind wichtig, denn die Arbeiten sind oft sehr filigran.

3. Mit speziellen Werkzeugen werden Metalle geformt, gelötet und poliert.

4. Man arbeitet mit Edelmetallen wie Gold, Silber und Platin.

5. Manche Werke werden mit eingearbeiteten Edelsteinen oder Gravuren verziert.

6. Die Hauptaufgabe besteht darin, Schmuckstücke wie Ringe, Ketten oder Armbänder herzustellen.

Antwort: Goldschmied

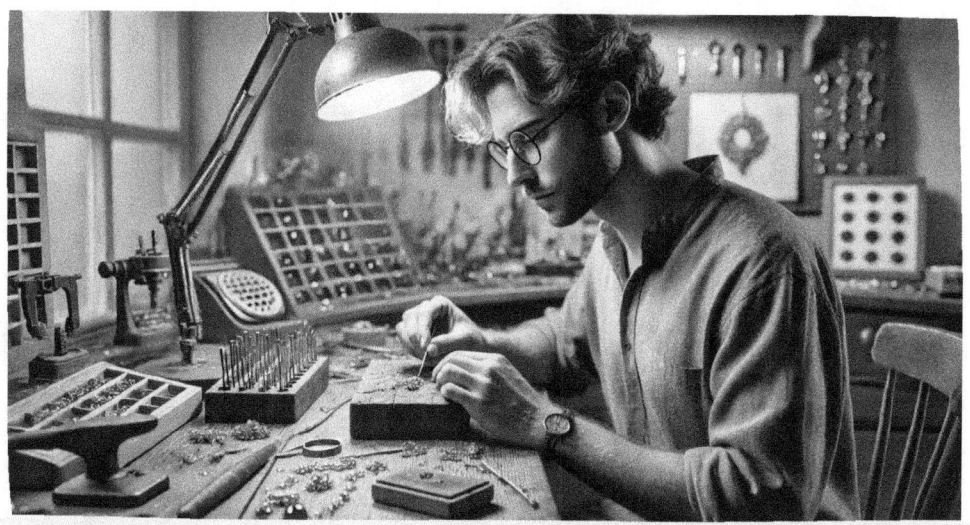

1. Geduld, Einfühlungsvermögen und Wissen über den menschlichen Körper sind wichtig.

2. Oft arbeitet er eng mit Ärzten zusammen, um die bestmögliche Behandlung zu gewährleisten.

3. Er kümmert sich um die Beweglichkeit und Gesundheit anderer.

4. Er hilft Menschen, die Schmerzen haben oder sich nach einer Verletzung erholen.

5. Manchmal werden spezielle Geräte verwendet, um die Therapie zu unterstützen.

6. Die Hauptaufgabe ist es, Muskeln, Gelenke und den Bewegungsapparat zu behandeln.

7. Er nutzt verschiedene Techniken wie Massagen, Dehnungen oder Übungen.

Antwort: Physiotherapeut

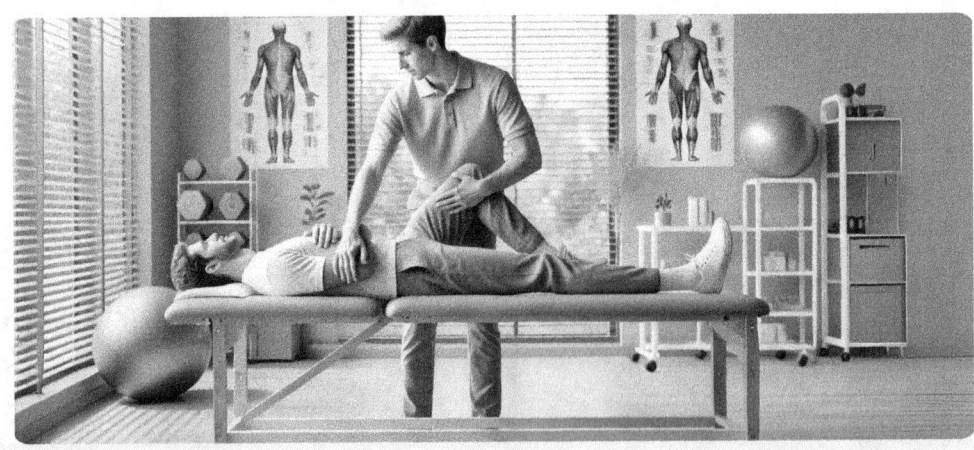

1. In diesem gesuchten Beruf geht es um Ordnung und Sicherheit.

2. Auch Pünktlichkeit, Aufmerksamkeit und Kundenfreundlichkeit sind in diesem Beruf wichtig.

3. Er trägt meistens eine Uniform und hat ein freundliches Auftreten.

4. Oft hat er eine Pfeife oder ein Signal dabei.

5. Er beantwortet Fragen zu Abfahrtszeiten, Zielen und Verbindungen.

6. Sein Arbeitsplatz ist in Zügen oder Straßenbahnen.

7. Er kontrolliert, ob alle Fahrgäste einen gültigen Fahrschein besitzen.

Antwort: Schaffner

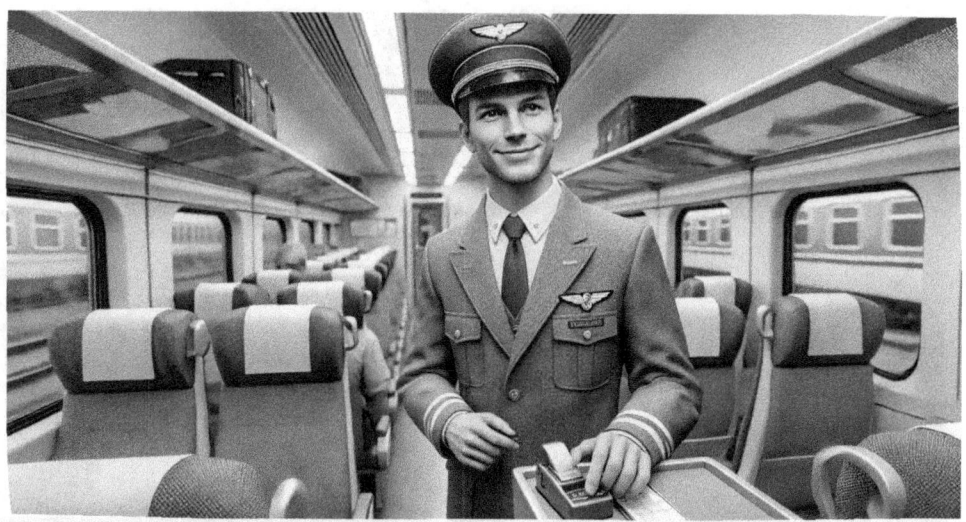

1. Wer diesen Beruf ausübt, benötigt handwerkliches Talent.

2. Er arbeitet mit Stoffen, Filz, Stroh oder Leder.

3. Er entwirft einzigartige Modelle, die auf die Wünsche der Kunden abgestimmt sind.

4. Der Beruf erfordert ein gutes Auge für Mode und handwerkliches Geschick.

5. Manchmal verziert er seine Werke mit Federn, Bändern oder anderen Details.

6. Kunden können in seinem Laden verschiedene Modelle anprobieren.

7. Ohne diese Person gäbe es viele besondere Hüte und Kopfbedeckungen nicht.

Antwort: Hutmacher

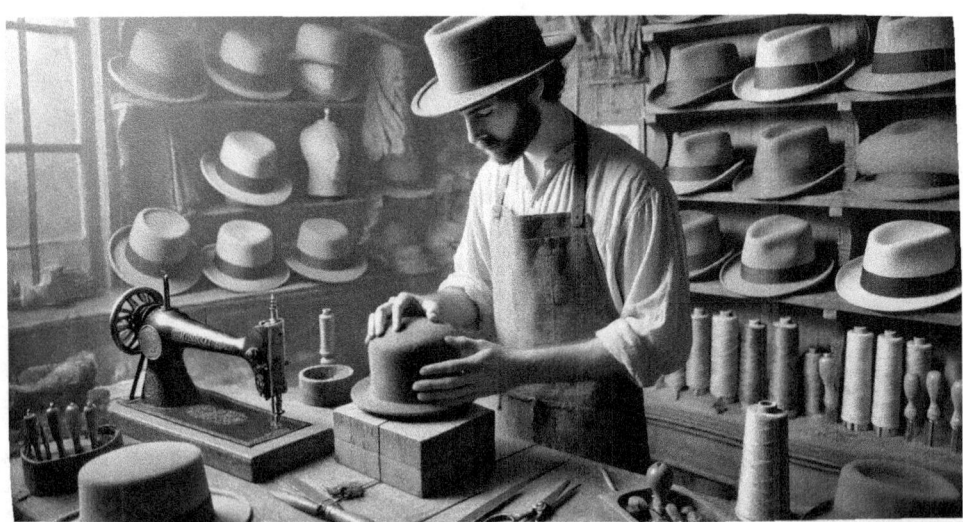

1. Geduld, Einfühlungsvermögen und Aufmerksamkeit sind wichtige Eigenschaften in diesem Beruf.

2. Neben der körperlichen Pflege sind auch das Zuhören und Gespräche führen wichtig.

3. Man hilft bei alltäglichen Aufgaben wie Essen, Waschen oder Anziehen.

4. Auch medizinische Aufgaben wie das Verabreichen von Medikamenten gehören dazu.

5. Der Arbeitsplatz ist in Pflegeheimen, bei den Menschen zu Hause oder in speziellen Einrichtungen.

6. Die Hauptaufgabe besteht darin, den Alltag der Senioren zu unterstützen und zu erleichtern.

Antwort: Altenpfleger

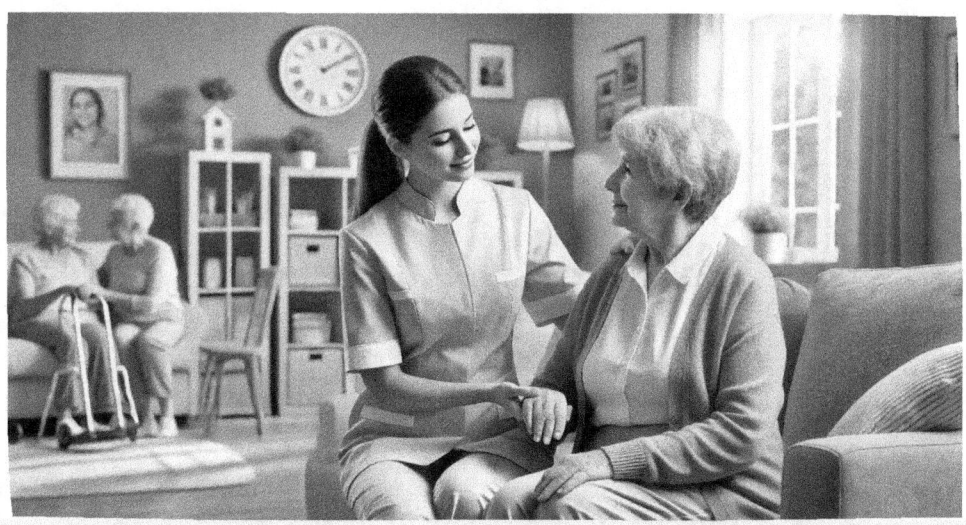

1. Wer diesen Beruf ausübt, sollte gut rechnen können.

2. Er hilft Menschen und Unternehmen bei finanziellen Angelegenheiten.

3. Er hilft dabei, Belege, Rechnungen und Ausgaben richtig zu ordnen.

4. Manchmal unterstützt er auch bei Gesprächen mit dem Finanzamt.

5. Er sorgt dafür, dass alles korrekt abläuft und keine unnötigen Steuern gezahlt werden.

6. Die Hauptaufgabe besteht darin, die Steuererklärung korrekt und pünktlich zu erstellen.

Antwort: Steuerberater

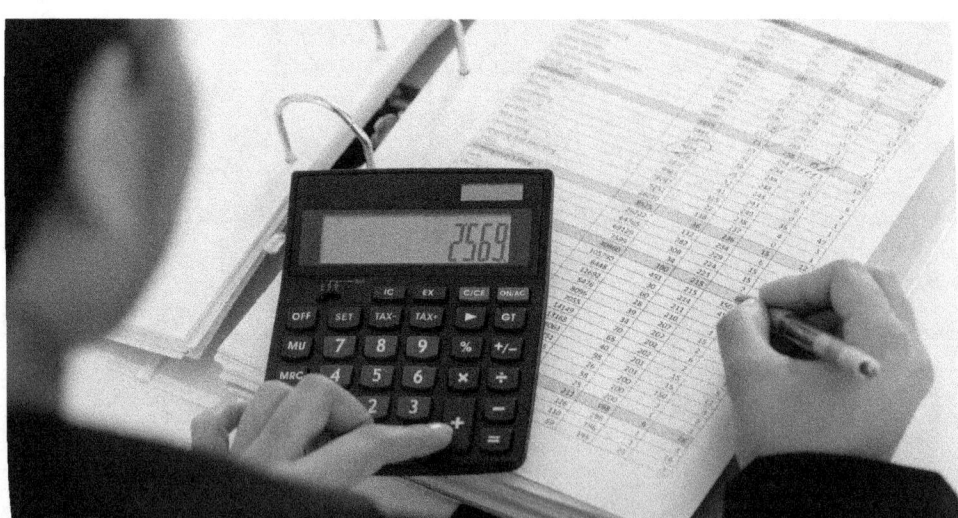

1. In diesem gesuchten Beruf verbringt man viel Zeit in der Natur.

2. Kenntnisse über Wetter, Boden und den richtigen Schnitt der Pflanzen sind in diesem Beruf sehr wichtig.

3. Er kümmert sich um Pflanzen, die spezielle Früchte tragen.

4. Es ist wichtig, dass man einen feinsinnigen Geschmack hat und trinkfest ist.

6. Die Hauptaufgabe besteht darin, Trauben zu pflegen und sie zur richtigen Zeit zu ernten.

7. Nach der Ernte werden die Trauben weiterverarbeitet, um ein besonderes Getränk herzustellen.

8. Ohne diese Person gäbe es keinen Wein.

Antwort: Winzer

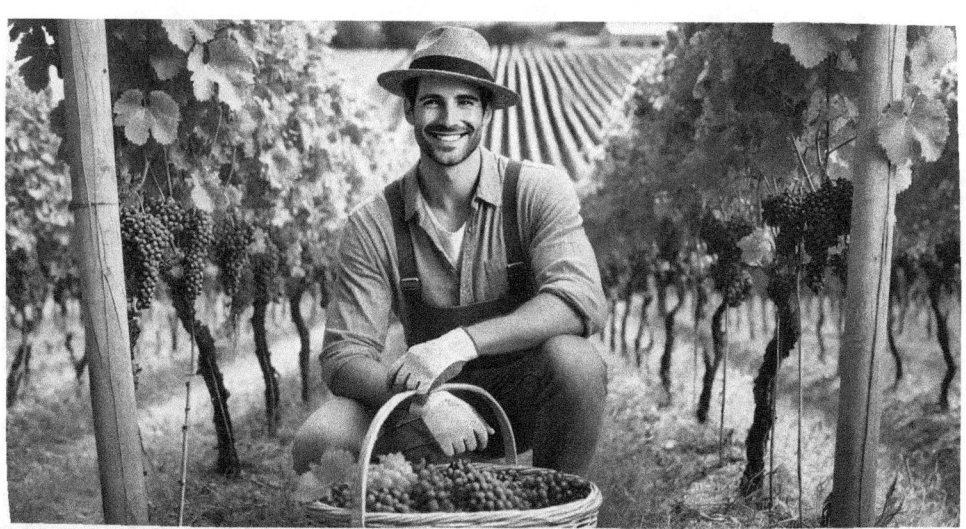

1. Gesucht wird ein Beruf, bei dem man oft früh morgens unterwegs ist.

2. Der Beruf erfordert viel Geduld und Einfühlungsvermögen.

3. Zu den täglichen Aufgaben gehören Füttern, Saubermachen und Beobachten.

4. In diesem Beruf heißt die Devise: keine Angst vor großen Tieren.

5. Es gibt viele verschiedene Tiere zu betreuen, von kleinen Nagern bis zu großen Raubtieren.

6. Der Arbeitsplatz ist in Zoos, Tierheimen oder Tierkliniken.

7. Personen mit diesem Beruf sorgen dafür, dass die Tiere gut versorgt und gepflegt werden.

Antwort: Tierpfleger

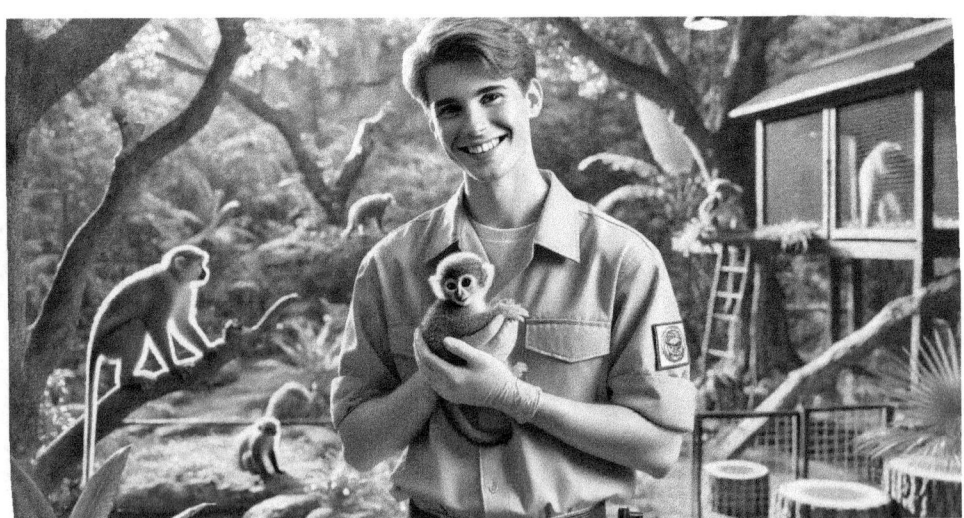

1. Bei diesem gesuchten Beruf muss man schnell zur Stelle sein.

2. Man arbeitet oft unter großem Zeitdruck.

3. Der Beruf erfordert die Fähigkeit, auch in Stresssituationen klare Entscheidungen zu treffen.

4. Der Arbeitsplatz ist in einem schnellen Auto oder einem Hubschrauber.

5. Das spezielle Fahrzeug ist mit Blaulicht und Sirene ausgestattet.

6. Die Hauptaufgabe besteht darin, bei medizinischen Notfällen schnelle Hilfe zu leisten.

7. Ohne diese Person wäre die Versorgung von Verletzten und Schwerkranken in Notlagen oft nicht möglich.

Antwort: Notarzt

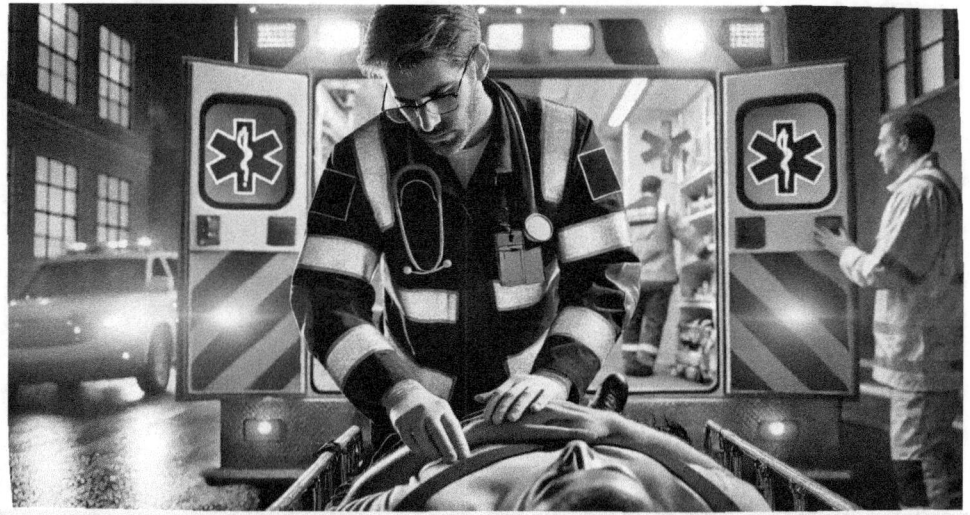

1. Bei diesem Beruf wird hauptsächlich draußen gearbeitet.

2. Die Arbeit ist körperlich anstrengend und wird bei jedem Wetter durchgeführt.

3. Genauigkeit ist wichtig, damit die Oberfläche eben und stabil wird.

4. Schwere Maschinen wie Walzen, Bagger und Betonmischer kommen täglich zum Einsatz.

5. Man kennt sich gut mit Materialien wie Sand, Schotter und Teer aus.

6. Ohne diese Person gäbe es keine sicheren und befahrbaren Wege, um von einem Ort zum anderen zu gelangen.

7. Wer diesen Beruf ausübt, sorgt dafür, dass Wege, Straßen und Plätze gebaut oder repariert werden.

Antwort: Straßenbauer

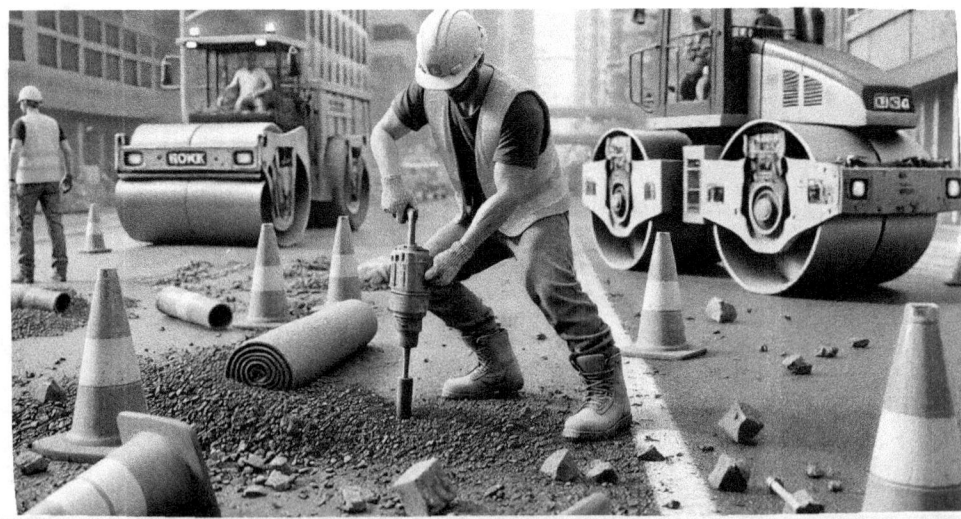

1. Dieser Beruf ist heute seltener geworden, aber er ist immer noch sehr wichtig.

2. Geschick und ein gutes Auge für kleine Details sind in diesem Beruf unverzichtbar.

3. Man findet ihn oft in kleinen Werkstätten oder speziellen Geschäften.

4. Er arbeitet mit winzigen Zahnrädern, Schrauben und Federn.

5. Sein Werkzeug besteht aus Lupen, feinen Pinzetten und kleinen Schraubendrehern.

6. Er repariert und pflegt etwas, das die Zeit misst.

7. Ohne ihn würden viele Uhren stillstehen.

Antwort: Uhrmacher

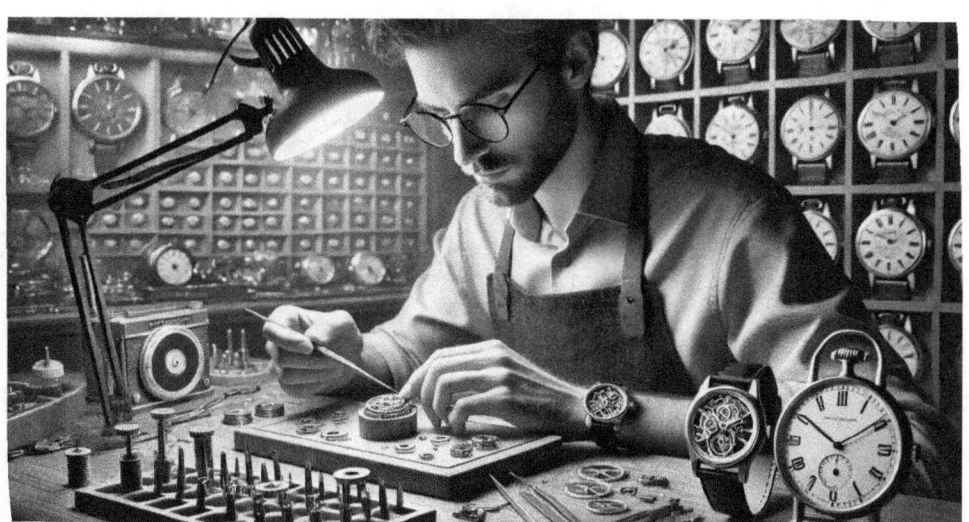

1. Wer diesen Beruf ausübt, trainiert regelmäßig, um Beweglichkeit, Kraft und Geschicklichkeit zu verbessern.

2. Mut und Präzision sind wichtig, denn viele Darbietungen erfordern höchste Konzentration.

3. Er beherrscht außergewöhnliche körperliche Fähigkeiten oder Kunststücke.

4. Oft arbeitet er mit Requisiten wie Ringen, Keulen oder Trapezen.

5. Die Hauptaufgabe besteht darin, das Publikum zu begeistern und zu unterhalten.

6. Manchmal balanciert er auf einem Seil, jongliert Bälle oder zeigt akrobatische Kunststücke.

7. Er tritt im Zirkus, Theater oder bei besonderen Veranstaltungen auf.

Antwort: Artist

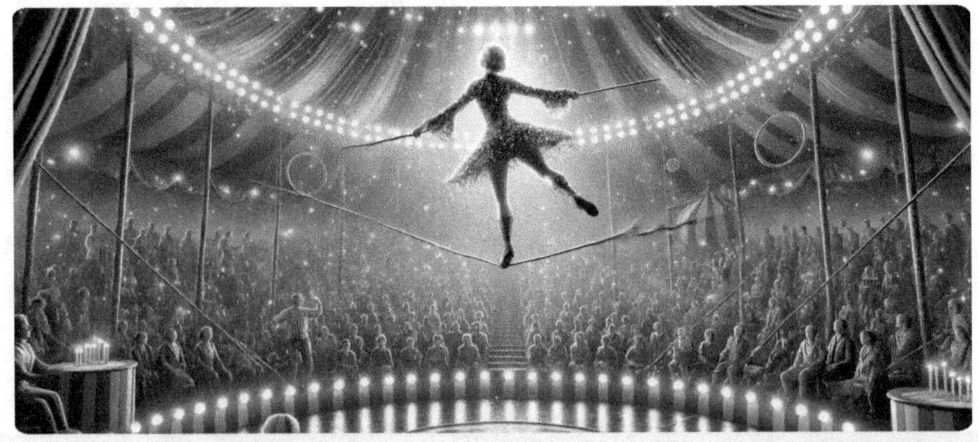

1. In diesem gesuchten Beruf ist die offizielle Berufskleidung schwarz.

2. Oft trägt er eine schwarze Robe, um die Bedeutung seiner Rolle zu zeigen.

3. Er hört sich die Argumente von Anwälten und Zeugen genau an.

4. Manchmal wird ein Hammer benutzt, um die Sitzung zu eröffnen oder die Entscheidung zu verkünden.

5. Neben Zivil- und Strafsachen kümmert man sich um Familienangelegenheiten oder Wirtschaftsfragen.

6. Die Hauptaufgabe besteht darin, über Streitfälle und Verbrechen zu entscheiden.

7. Am Ende eines Prozesses spricht er ein Urteil, das Konsequenzen für die Beteiligten hat.

Antwort: Richter

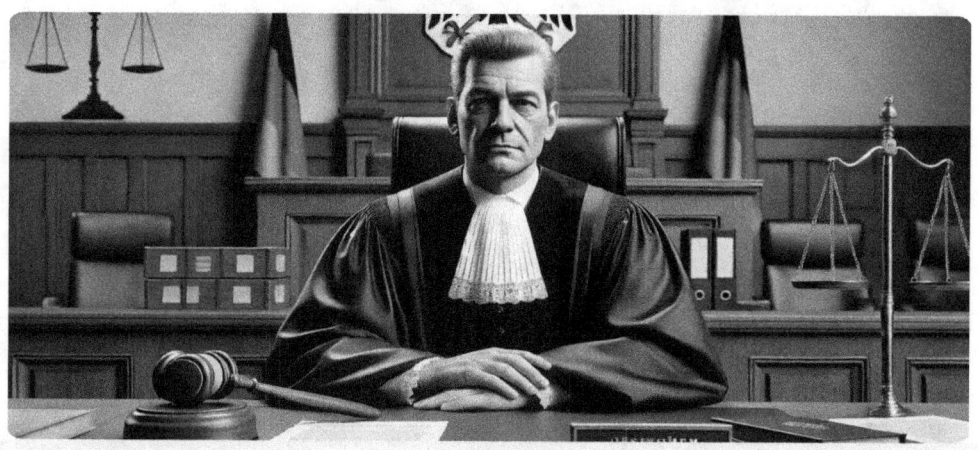

1. Personen in diesem Beruf arbeiten oft draußen, egal bei welchem Wetter.

2. Die Arbeit kann gefährlich sein, deshalb ist Schutzkleidung mit Helm und Sicherheitsschuhen sehr wichtig.

3. Er hat viel Kraft und nutzt Werkzeuge wie Sägen und Äxte.

4. Dieser Beruf erfordert ein gutes Wissen über den Wald und die richtige Pflege der Bäume.

5. Ohne diese Person gäbe es kein Holz für Möbel, Häuser oder Feuerholz.

6. Er muss genau planen, wie und in welche Richtung ein Baum fallen soll.

7. Die Hauptaufgabe besteht darin, Bäume zu fällen und Holz zu gewinnen.

Antwort: Holzfäller

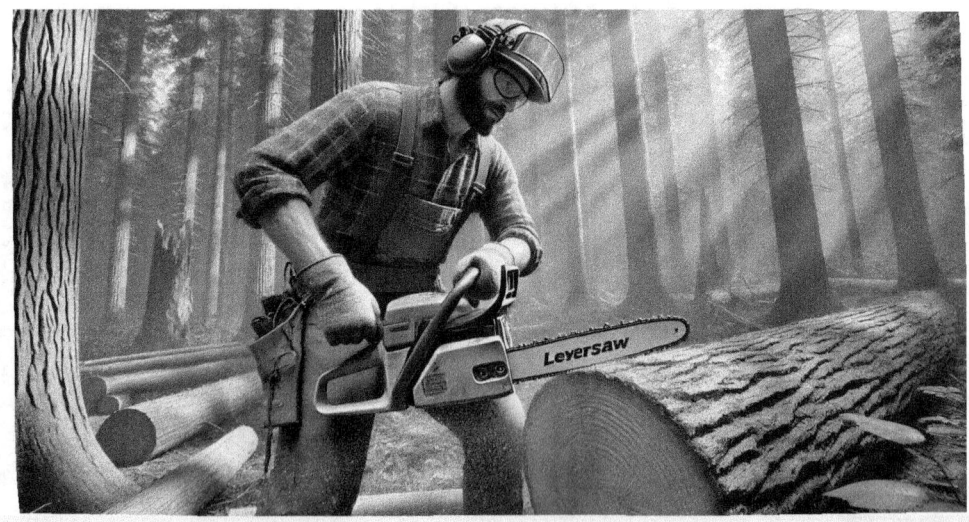

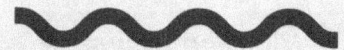

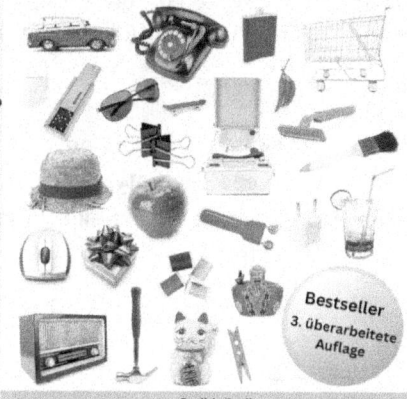

ISBN-13: 978-1978430990

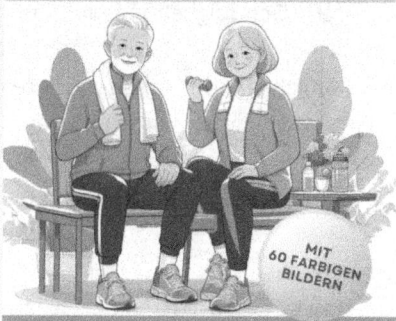

ISBN-13: 978-3987481789

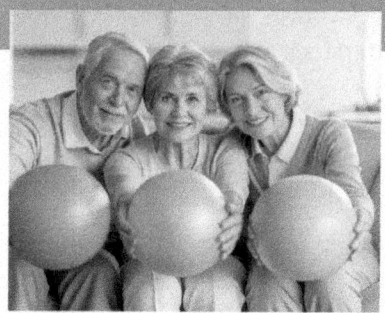

ISBN-13: 978-3987480591

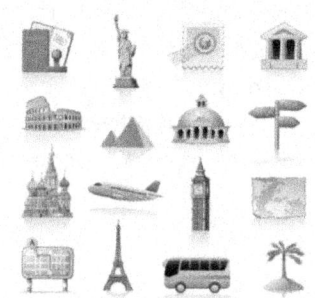

ISBN-13: 979-8393327644

Wichtige Hinweise

Dieses Rätselbuch dient ausschließlich zur Unterhaltung und Förderung des Denkvermögens. Alle Rätsel und Hinweise wurden mit größter Sorgfalt erstellt, dennoch können Fehler oder Unstimmigkeiten auftreten. Der Verlag und die Autorin übernehmen keine Haftung für Schäden, Missverständnisse oder sonstige Konsequenzen, die aus der Nutzung dieses Buches entstehen könnten. Die in den Rätseln verwendeten Begriffe und Objekte sind allgemeiner Natur und erheben keinen Anspruch auf Vollständigkeit oder spezifische Genauigkeit in jeder Situation.

Jede Ähnlichkeit der Inhalte mit realen Personen, Produkten oder Ereignissen ist rein zufällig. Der Leser wird ermutigt, die Rätsel auf eigene Verantwortung und zur persönlichen Freude zu nutzen. Jegliche Vervielfältigung oder kommerzielle Nutzung des Inhalts bedarf der ausdrücklichen Genehmigung des Verlags.

Bildnachweise:
Titelbild - © VectorPot/shutterstock.com
Bild 1 Bäcker - © Ikonoklast Fotografie/shutterstock.com
Bild 2 Busfahrer - © Syda Productions/shutterstock.com
Bild 3 Floristin - © kievstock/shutterstock.com
Bild 4 Fußpfleger - © Alexander Raths/shutterstock.com
Bild 5 Gärtner - © welcomia/shutterstock.com
Bild 6 Krankenschwester - © Thomas Andreas/shutterstock.com
Bild 7 Dachdecker - © Monkey Business Images/shutterstock.com
Bild 8 Koch - © RossHelen/shutterstock.com
Bild 9 Briefträger - © Kzenon/shutterstock.com
Bild 10 Nonne - © Elnur/shutterstock.com
Bild 11 Anstreicher - © Africa Studio/shutterstock.com
Bild 12 Bademeister - © wavebreakmedia/shutterstock.com
Bild 13 Detektiv - © Ollyy/shutterstock.com
Bild 14 Fliesenleger - © Dagmara_K/shutterstock.com

www.casilda-berlin.de

Bild 15 Jäger - © NEstudio/shutterstock.com
Bild 16 Kassiererin - © George Rudy/shutterstock.com
Bild 17 Autoverkäufer - © Syda Productions/shutterstock.com
Bild 18 Bankkaufmann - © Syda Productions/shutterstock.com
Bild 19 Friseur - © jackmac34/pixabay.com
Bild 20 Hebamme - © Tyler Olson/shutterstock.com
Bild 21 Buchhändler - © Poznyakov/shutterstock.com
Bild 22 Apothekerin - © Aleksandar Karanov/shutterstock.com
Bild 23 Elektriker - © SpeedKingz/shutterstock.com
Bild 24 Lehrer - © wavebreakmedia/shutterstock.com
Bild 25 Installateur - © Andrey_Popov/shutterstock.com
Bild 26 Pfarrer - © Kzenon/shutterstock.com
Bild 27 Schneider - © Pressmaster/shutterstock.com
Bild 28 Automechaniker - © Iakov Filimonov/shutterstock.com
Bild 29 Optikerin - © George Rudy/shutterstock.com
Bild 30 Maurer - © Photographee.eu/shutterstock.com
Bild 31 Telefon - © Momentmal/pixabay.com
Bild 32 Zahnarzt - © Solis Images/shutterstock.com
Bild 33 Sekretärin - © Stokkete/shutterstock.com
Bild 34 Kellner - © Dean Drobot/shutterstock.com
Bild 35 Bauer - © pavla/shutterstock.com
Bild 36 Kosmetikerin - © Alter-ego/shutterstock.com
Bild 37 Polizist - © mattomedia Werbeagentur/shutterstock.com
Bild 39 Tierarzt - © gosphotodesign/shutterstock.com
Bild 40 Hausmeister - © fran1/pixabay.com
Bild 42 Pilot - © g-stockstudio/shutterstock.com
Bild 43 Metzger - © Tyler Olson/shutterstock.com
Bild 44 Schreiner - © Dzhafarov Eduard/shutterstock.com
Bild 45 Taxifahrer - © Kzenon/shutterstock.com
Bild 47 Schornsteinfeger - © Anneka/shutterstock.com
Bild 48 Schuhmacher - © Olena Yakobchuk/shutterstock.com
Bild 49 Architekt - © Syda Productions/shutterstock.com
Bild 50 Arzt - © visivastudio/shutterstock.com

3. Auflage 2024
Herausgeber und Copyright©:
Nesterenko Verlag UG
Klausenstr. 20
59759 Arnsberg

E-Mail: social@heilkraft-ernaehrung.de
www.heilkraft-ernaehrung.de

www.ingramcontent.com/pod-product-compliance
Lightning Source LLC
Chambersburg PA
CBHW070317230526
45470CB00002B/926